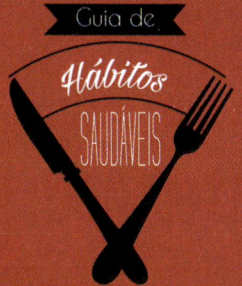

Comer Bem

Recomendações

Comer Bem

01 – Faça o que lhe dá prazer
Todo mundo merece um momento de descanso e descontração. A vida é corrida demais e é necessário praticar atividades de lazer. Vá ao cinema, teatro, viaje, dance, conheça pessoas. E o mais importante, faça aquilo que lhe dá prazer.

02 – Crie metas
Estipule alguns objetivos e tente alcançar suas metas. O planejamento para o futuro é fundamental para manter a vida em movimento. Nunca desista de ir atrás do que você mais quer.

03 – Exercite seu cérebro
Além de mexer o corpo, é preciso exercitar também a mente. Nunca deixe de praticar alguma atividade intelectual. Leia sempre um bom livro, faça cursos e interaja com os assuntos que acontecem no mundo.

04 – Pratique a fé
Mantenha firme a sua fé, acredite em algo especial e cultive sua espiritualidade. Absorver toda a positividade de uma crença é muito importante para manter seu equilíbrio mental.

05 – Abandone o hábito de fumar
Se você é fumante, abandone esse mau hábito o mais rápido possível. Se você não consegue sozinho, procure ajuda profissional. Largando o cigarro, você ganha mais saúde para aproveitar melhor a vida.

06 – Visite seu médico
De todas as coisas negligenciadas pela falta de tempo, ir ao médico fazer um check-up não deveria ser uma delas. Mesmo com a saúde em dia, fazer uma visita ao médico ajuda a detectar e prevenir o aparecimento de diversas doenças.

07 – Beba mais água
A maior parte da nossa constituição é feita de água, e água parada estraga. Mantenha os líquidos do seu corpo fluindo bem, bebendo pelo menos dois litros de água diariamente. Assim você mantém seu corpo saudável.

Com essas recomendações básicas, você estará um passo adiante na busca por uma vida mais equilibrada física e emocionalmente.

Capítulo 1 | Comer Bem

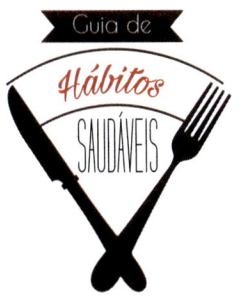

Comer Bem

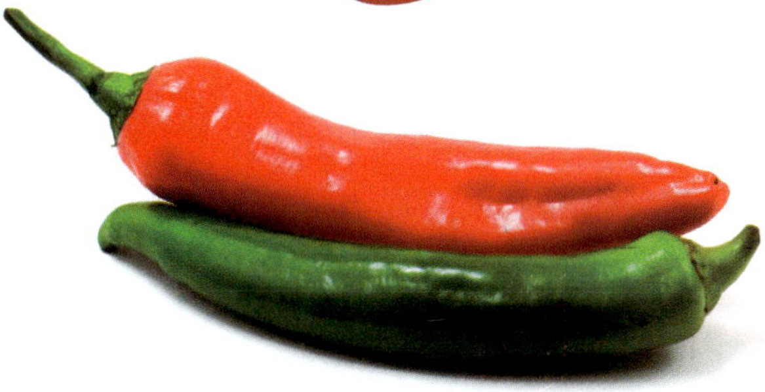

Alexandre Cavalcanti

Guia de Hábitos Saudáveis

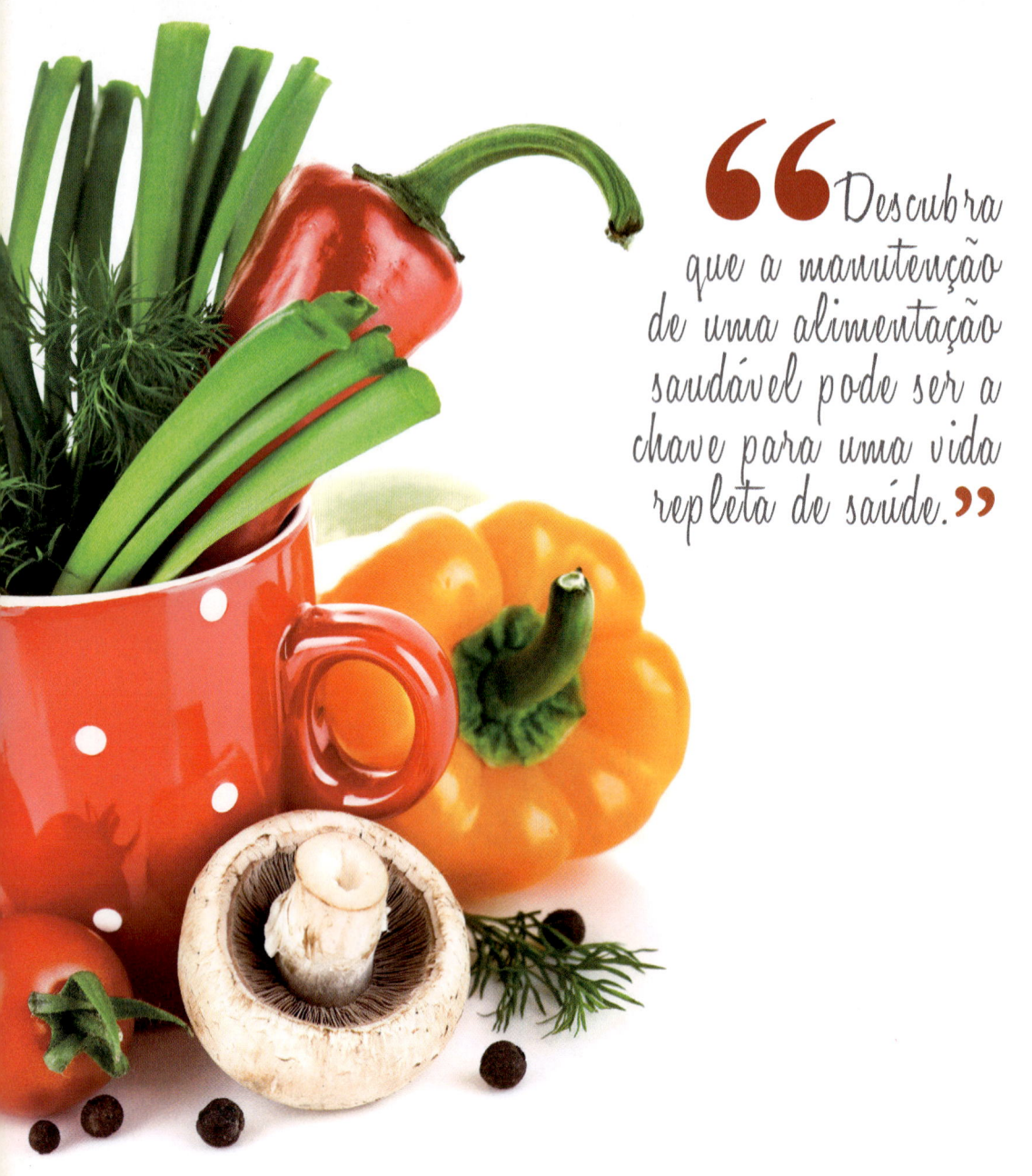

" Descubra que a manutenção de uma alimentação saudável pode ser a chave para uma vida repleta de saúde. "

Alexandre de Moura Cavalcanti

Jornalista, redator e editor de revistas e livros. Desde 2001, já participou da elaboração de mais de 100 títulos, incluindo assuntos como entretenimento, saúde, política, qualidade de vida e educação. Além disso, colaborou na realização de eventos e publicações independentes.

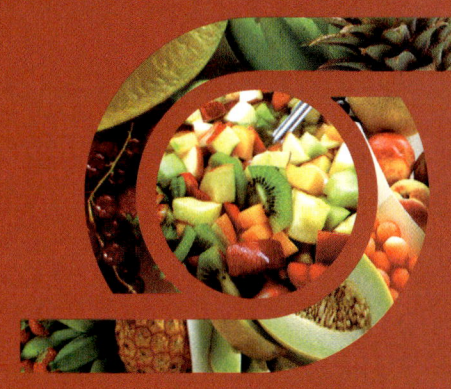

Índice

Capítulo 1 07
Comer Bem
A importância da alimentação saudável • Vivos e com saúde • Maus hábitos • Alimentação saudável hoje • Pirâmide alimentar • A importância de como você come

Capítulo 2 27
Obesidade e Diabetes
Hábitos alimentares e a obesidade • Açúcar: o veneno branco • Mude para melhor • Os males da obesidade • Alimentos que previnem • Fique de olho! • Má alimentação e o diabetes • Alimentos que contribuem • Fique de olho!

Capítulo 3 47
Doenças Cardiovasculares
Tipos de gorduras • Reduzindo doenças cardíacas • Menos sal, mais saúde • Fique de olho! • A gordura do bem

Capítulo 4 61
Osteoporose e Câncer
O que é osteoporose? • Sol na medida • Cafeína prejudica os ossos? • Câncer • A importância dos alimentos

Capítulo 5 77
Fadiga e Depressão
Comida saudável e depressão • Alimentos que animam • Cardápio animado • O poder do triptofano • Como ter mais energia

Capítulo 6 91
Faça você mesmo
Alimento processado e ultraprocessado • Comida "sem alma"

Editorial

Você sabia que algumas doenças e distúrbios podem ser curados apenas pelo seu organismo? Seu corpo tem pleno potencial para combater e prevenir sozinho uma série de problemas, mas para isso ele precisa do seu apoio. É necessário dar condições para que ele repare pequenos danos, combata micro-organismos invasores e se recupere, restabelecendo seu equilíbrio.

Neste primeiro livro da série Guia de Hábitos Saudáveis, você vai descobrir que manter uma alimentação saudável pode ser a chave para ter uma vida plena e repleta de saúde.

E mais que isso, você verá, ao longo dessa série, que hábitos saudáveis são ferramentas que apenas você poderá oferecer ao seu organismo, se conscientizando de sua importância, adotando-os e mantendo-os. São eles que oferecem ao seu corpo e mente o fortalecimento necessário para evitar e combater doenças de forma natural, duradoura e efetiva. Lembre-se sempre de que não há recurso médico que seja capaz de funcionar efetivamente em quem não tem e mantém hábitos de vida saudáveis. Comece agora!

Boa leitura

> *"Hábitos saudáveis de alimentação oferecem o fortalecimento necessário para evitar e combater doenças de forma natural, duradoura e efetiva."*

Capítulo 1

Comer Bem

A alimentação saudável ajuda no rendimento de atletas, no desenvolvimento de crianças e adolescentes, permite uma gestação tranquila para a mãe e para o bebê e auxilia o corpo a lidar melhor com as alterações típicas do processo de envelhecimento.

A importância da alimentação saudável

Para muitas pessoas, alimentar-se bem é uma preocupação constante, mas isso não se aplica à maioria. De qualquer forma, seja para emagrecer, ter uma saúde melhor, ou simplesmente matar a fome, comer é uma necessidade. Seja qual for o objetivo, manter o hábito de se alimentar de forma saudável exige algumas questões práticas: o que comer, quando e como. Mesmo com a industrialização exagerada dos alimentos, a ciência nutricional tem feito grandes avanços nos últimos anos e se tornou uma aliada poderosa na obtenção da saúde. É comum acompanharmos nos meios de comunicação as notícias sobre a descoberta de novos nutrientes ou propriedades de determinados alimentos e como eles podem nos beneficiar.

E os benefícios não acabam aqui. A alimentação saudável ajuda no rendimento de atletas, potencializa o desenvolvimento de crianças e adolescentes, permite uma gestação tranquila para a mãe e para o bebê e auxilia o corpo a lidar melhor com as alterações típicas do processo de envelhecimento. Ou seja, alimentar-se de forma correta é prioritário para que se tenha uma vida repleta de bem-estar e qualidade em qualquer período.

Hábito Saudável #1
Atenção ao que come

O surgimento de alergias alimentares, problemas nas articulações, doenças respiratórias e autoimunes, além de outras manifestações, podem ser um sinal de que a alimentação não está adequada. Além disso, a correria da vida moderna, associada à má alimentação, acaba por levar ao aumento de peso e ao surgimento de doenças crônicas, como problemas do coração, diabetes e hipertensão arterial.

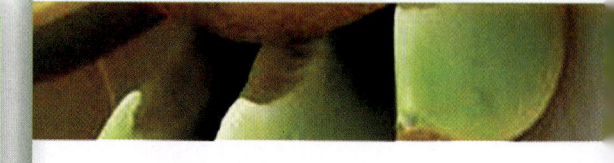

> "Alimentar-se de forma correta é prioritário para que se tenha uma vida repleta de bem-estar e qualidade em qualquer período."

Capítulo 1 | Comer Bem

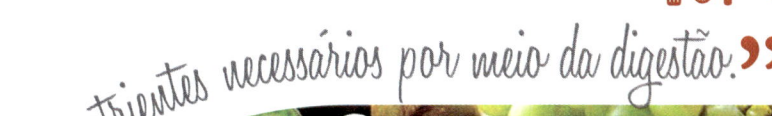

"Os alimentos se transformam nos nutrientes necessários por meio da digestão."

Plano de Ação

Agora que você sabe sobre os problemas que a má alimentação pode acarretar, atente ao que você come. A alimentação feita de forma correta acaba com o estresse, reduz a ansiedade, a irritabilidade, além de controlar melhor o peso e o humor. Da mesma forma, auxilia no combate a uma série de doenças, tornando seu tratamento mais eficiente e permitindo que o paciente se recupere mais rápido.

Vivos e com saúde

Tudo o que consumimos em forma de alimento é composto por nutrientes. Eles exercem diversas funções, como oferecer energia, compor músculos e ossos, construir células, e, claro, manter a vida. Esses alimentos se transformam nos nutrientes necessários dentro de nosso organismo através da digestão, que "quebra" a comida e divide suas propriedades.

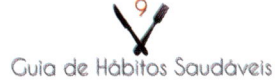

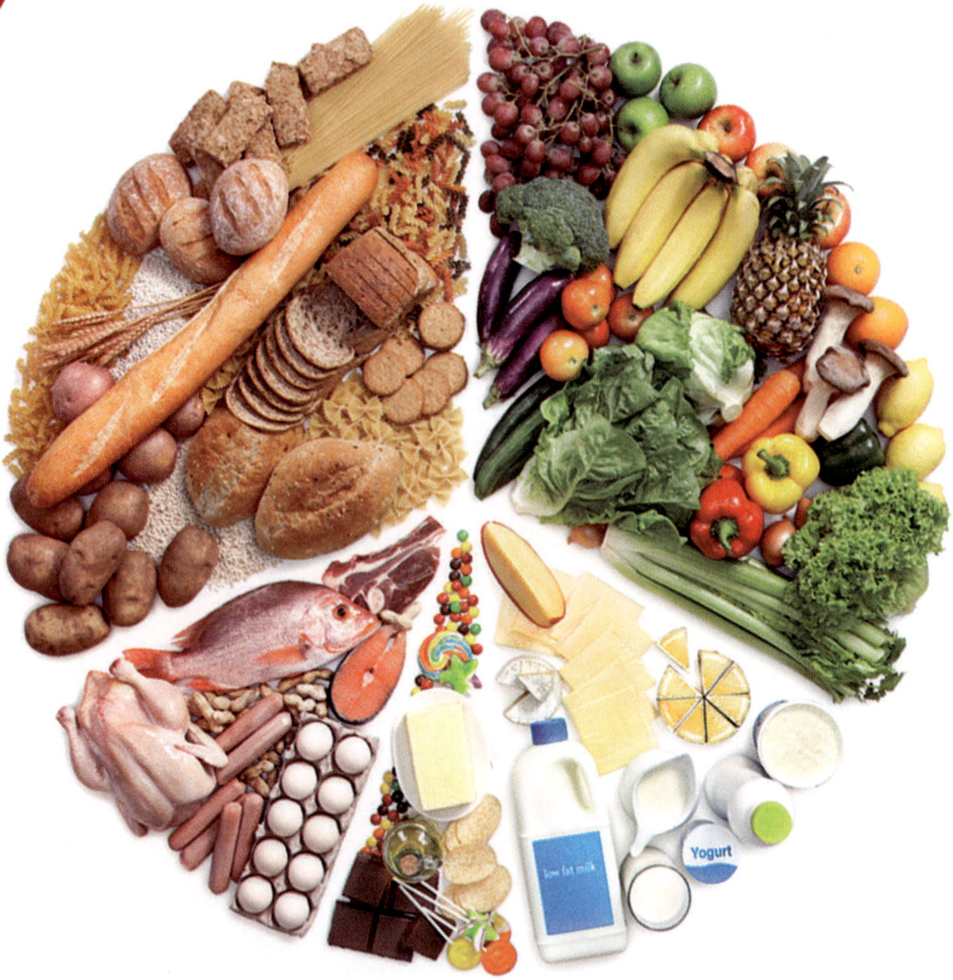

Os nutrientes estão divididos em seis categorias e podemos separá-los em dois grupos:

▸ Micronutrientes

Dos quais o organismo precisa de pequenas porções. Fazem parte desse grupo os sais minerais e as vitaminas.

▸ Macronutrientes

Dos quais o corpo precisa de maiores porções. Fazem parte desse grupo os lipídios, glicídios e as proteínas, conhecidos por serem nutrientes que fornecem a energia necessária ao nosso corpo.

Capítulo 1 | Comer Bem

Nas seis categorias, temos:

1 ▶ Proteínas

Elas são as peças do nosso corpo, os "tijolos" que constroem o organismo. Entre suas funções, podemos destacar a formação dos músculos, pele e demais tecidos, crescimento e preservação de células, tecidos e órgãos, além de auxiliar na digestão e na produção de anticorpos.

As proteínas são retiradas de alimentos de origem animal e vegetal. Suas unidades básicas de composição são os aminoácidos, que se dividem em dois tipos: essenciais (provenientes dos alimentos) e não essenciais (que são formados no corpo). As proteínas são responsáveis pela produção de 10% a 15% da energia corporal.

2 ▶ Carboidratos

Esse nutriente é encontrado em uma série de alimentos: leite, arroz, cereais, legumes, massas, pães etc. São responsáveis por gerar em nosso corpo cerca de 50% a 65% da energia de que precisamos. Os carboidratos são muito importantes para manter as funções do cérebro em perfeito funcionamento, já que é um dos órgãos do nosso corpo que mais consome energia.

> "Carboidratos são responsáveis por gerar cerca de 50% a 65% de energia no nosso corpo."

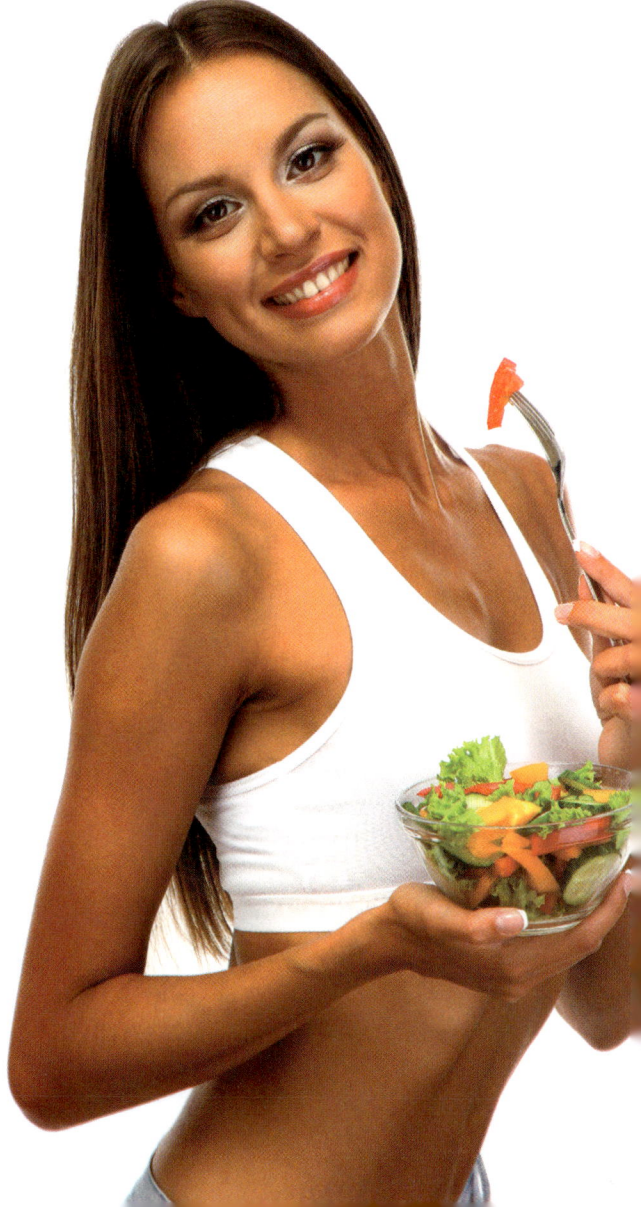

3▶ Vitaminas

São responsáveis pelo desenvolvimento e a manutenção do organismo. Não possuem qualquer valor energético e, nos alimentos naturais, são encontradas em pequenas quantidades. São protagonistas em todas as reações químicas que acontecem em nosso corpo, além de prevenirem certos tipos de câncer e o envelhecimento. Mesmo sendo de fundamental importância para nossa vida, vitaminas em excesso podem causar reações adversas. As vitaminas se dividem em dois grupos: hidrossolúveis (dissolvíveis em água) e lipossolúveis (dissolvíveis em gordura). A diferença real entre elas são suas funções. A vitamina D, por exemplo, é boa para os ossos, já a vitamina A é útil para a visão. Hoje é possível encontrar alimentos que são enriquecidos com vitaminas, mas geralmente são industrializados.

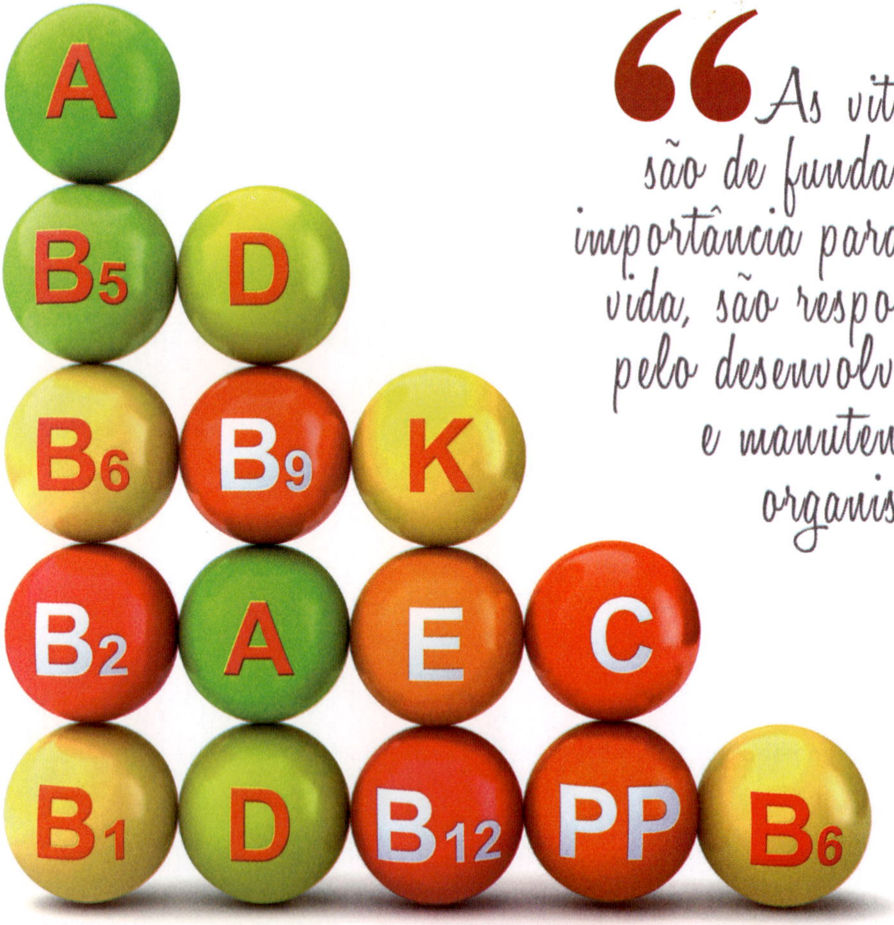

> *As vitaminas são de fundamental importância para nossa vida, são responsáveis pelo desenvolvimento e manutenção do organismo.*

4▶ Minerais

Da mesma forma que as vitaminas, os minerais não possuem qualquer valor energético, porém são muito importantes para o funcionamento ideal do corpo. Fazem a manutenção e renovação de tecidos e células e também têm papel fundamental no crescimento.

Outra semelhança com as vitaminas é o fato de que os minerais têm de ser adquiridos por meio de suplementos ou alimentação. Entre os principais minerais, destacam-se: cálcio, fósforo, ferro, sódio, potássio, magnésio, manganês, flúor, iodo, cobre e zinco. O cálcio, por exemplo, está envolvido na formação e manutenção óssea, e o potássio é importante para o relaxamento dos músculos, funcionamento dos neurônios e transmissão de impulsos nervosos. Já o ferro, se consumido com alguma fonte de vitamina C, será melhor absorvido pelo organismo.

> "Minerais fazem a manutenção e renovação de tecidos e células do corpo, e têm papel fundamental no crescimento."

5▶ Glicídios

Também chamados de açúcares, são os principais fornecedores de energia para as células. São encontrados em vegetais, frutas e cereais. Dividem-se em duas categorias: simples (absorvidos com facilidade pelo organismo) e complexos (que levam mais tempo na absorção). Dê preferência a glicídios complexos, que são encontrados principalmente em alimentos com muita fibra. Por terem uma absorção mais lenta, eles proporcionam maior saciedade e facilitam a digestão.

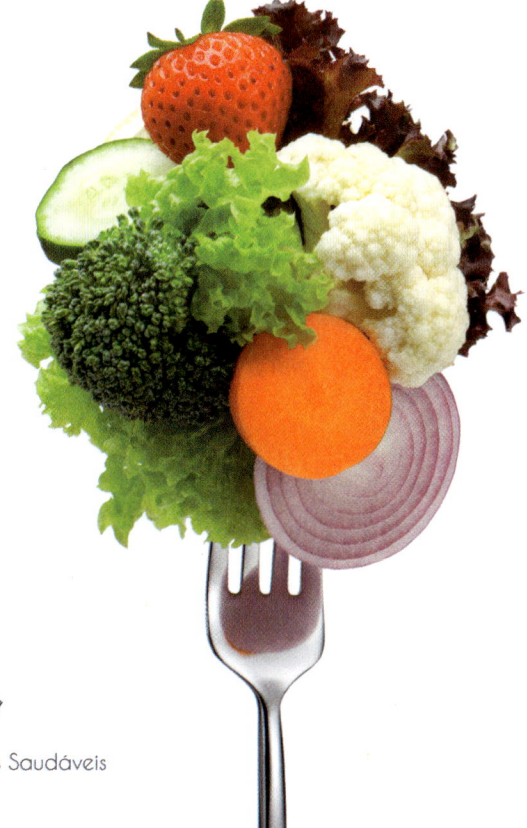

6▶ Lipídios

Essas são as gorduras nas quais se concentram as maiores taxas de energia para o corpo. Lipídios são responsáveis pela manutenção dos tecidos, pelo desenvolvimento cerebral e da visão, possuem vitaminas A, D, E e K, entre outras funções. Encontram-se em alimentos de origem vegetal e animal e se dividem em três grupos: saturados (em alimentos de origem animal), monoinsaturados (em gorduras como azeite de oliva e óleo de canola) e poli-insaturados (em óleos vegetais, de aves e peixes). É bom ter certa moderação com os lipídios, pois se tratando de gorduras, se o gasto calórico não for suficiente, elas ficarão armazenadas e ocorrerá o aumento de peso. É recomendado o consumo de gorduras, mesmo que em pequenas quantidades. Elas são importantes para a formação de alguns hormônios.

Vamos completar com um "sétimo" elemento, a água. Nosso corpo é composto em sua maioria de água. Nela são transportados todos esses nutrientes indispensáveis para a boa saúde. Água é fundamental, beba sempre!

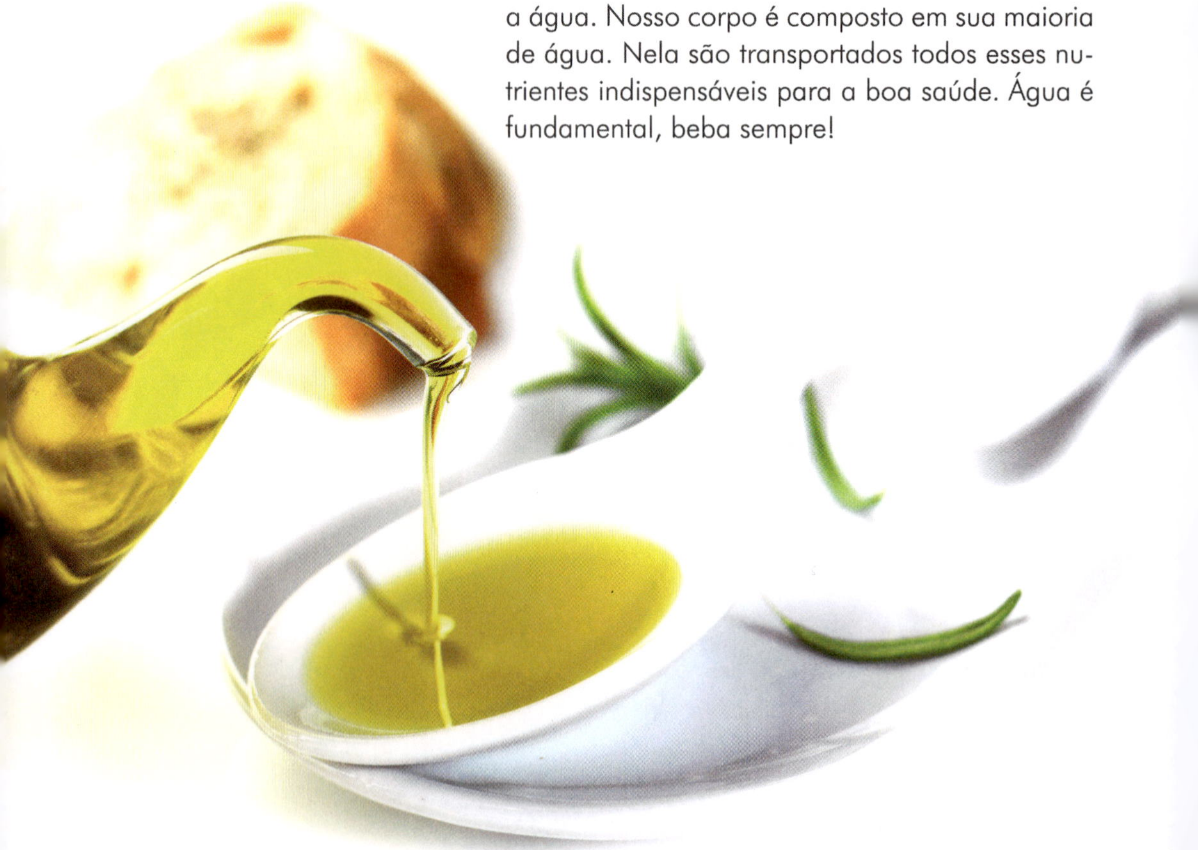

Capítulo 1 | Comer Bem

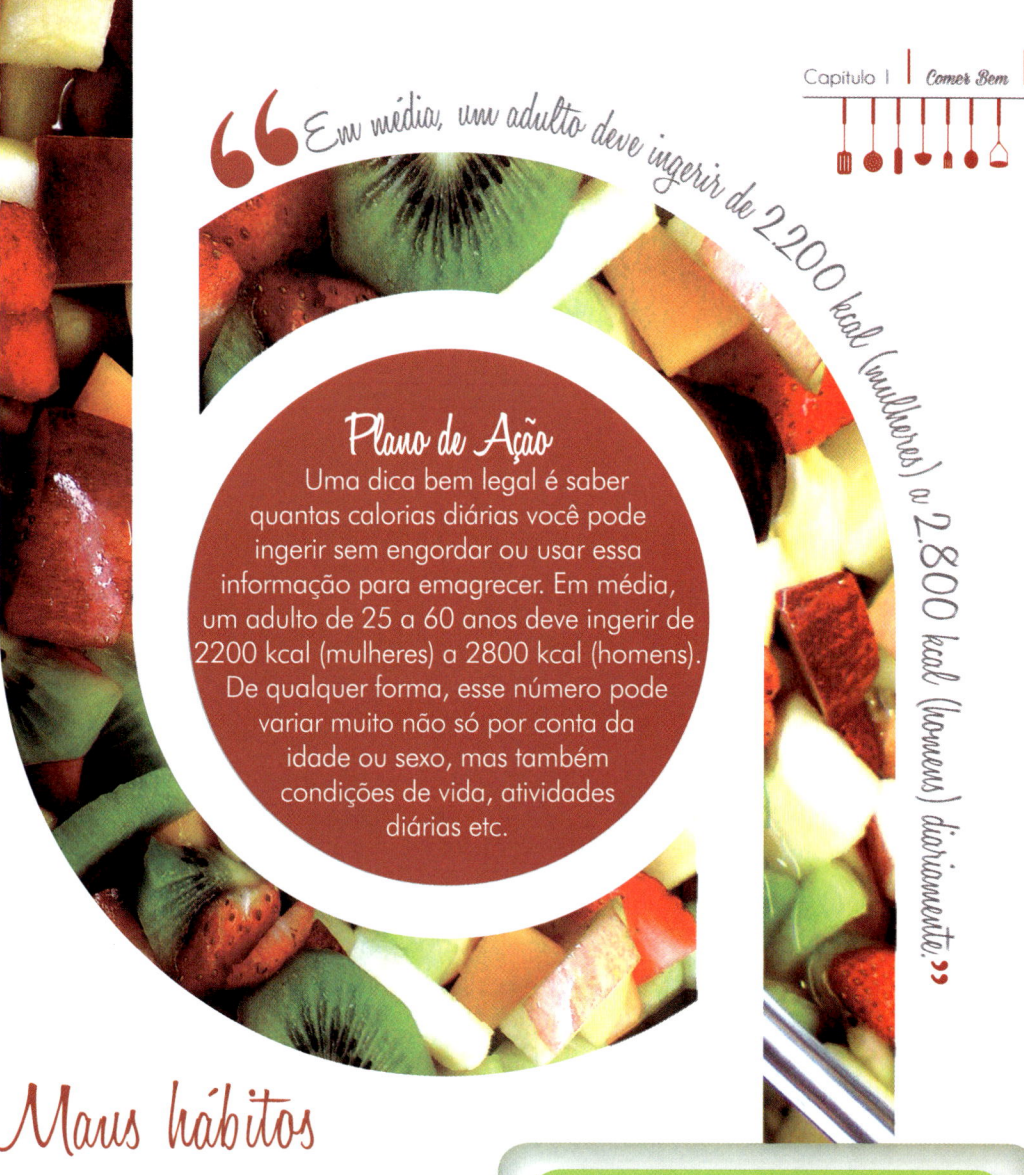

> Em média, um adulto deve ingerir de 2.200 kcal (mulheres) a 2.800 kcal (homens) diariamente.

Plano de Ação

Uma dica bem legal é saber quantas calorias diárias você pode ingerir sem engordar ou usar essa informação para emagrecer. Em média, um adulto de 25 a 60 anos deve ingerir de 2200 kcal (mulheres) a 2800 kcal (homens). De qualquer forma, esse número pode variar muito não só por conta da idade ou sexo, mas também condições de vida, atividades diárias etc.

Maus hábitos

Comer é muito bom. É tão bom que algumas vezes se torna um vício. Ainda mais em tempos em que os restaurantes de fast-food estão por toda parte e as prateleiras de supermercado estão repletas de tentações.

Com tanta oferta dos mais variados tipos de alimentos, a obesidade da população só tende a aumentar. De acordo com o último registro do IBGE (Instituto Brasileiro de Geografia e Estatística), pessoas acima de seu

Hábito Saudável # 2
Deixe de lado os industrializados

Faça uma reflexão e veja se você e sua família já não são reféns dos produtos industrializados e tente adequar sua alimentação a uma condição mais saudável.

peso ideal já são mais de 50% no país todo, incluindo crianças e adolescentes. Portanto é ideal ter muito cuidado com o que você está pondo à mesa, principalmente para os mais jovens. O principal fator para esse aumento é justamente o mau hábito alimentar da população, aliado ao sedentarismo.

Existem diversas fórmulas para obter um número mais preciso de quantas calorias você pode consumir em um dia, mas uma das mais usadas é a Taxa de Metabolismo Basal (TMB). Conhecida como Método Harris Benedict, ela poderá lhe ajudar a ter mais controle sobre o que come e quanto come. A fórmula é a seguinte:

$$TMB = 10 \times p + 6{,}25 \times a - 5i + s$$

"p" é o peso do indivíduo, "a" é a altura em centímetros, "i" é a idade e "s" é o sexo. No valor "s", se for mulher, deve-se subtrair 161, se for homem, deve-se somar 5. Vamos a um exemplo em que o indivíduo é um homem de 35 anos, 1,80 m e 70 kg. Sua taxa basal será:

$$TMB = (10 \times 70) + (6{,}25 \times 180) - (5 \times 35) + 5$$
$$TMB = 700 + 1125 - 175 + 5$$
$$TMB = 1655$$

> "Segundo o IBGE, pessoas acima de seu peso ideal já são mais de 50% no país todo."

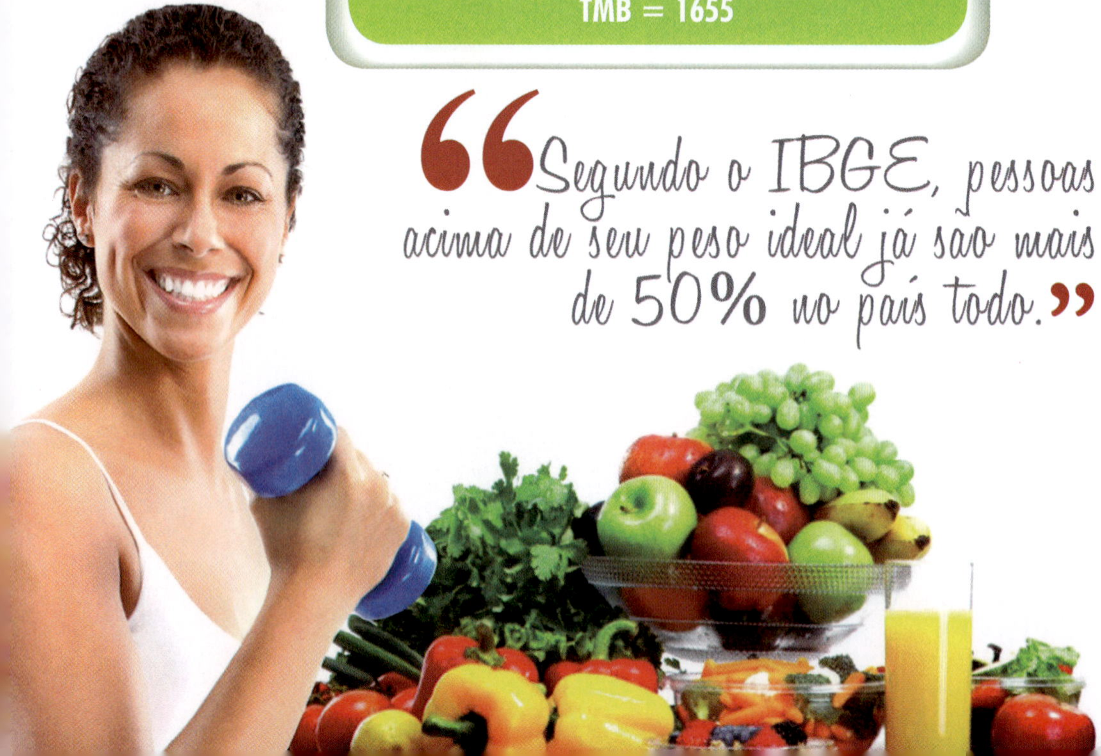

Capítulo 1 | Comer Bem

O resultado de 1.655 kcal é o ideal de consumo de calorias diárias sem engordar para o homem do exemplo. Vale dizer que o valor obtido no final serve apenas para pessoas sedentárias. Mas como é impossível passarmos o tempo todo em repouso, acabamos fazendo algumas atividades físicas diariamente.

Para obter um número mais preciso, se a pessoa faz atividades leves de 1 a 3 vezes por semana, deve-se multiplicar o valor final por 1.375. Se as atividades são moderadas e de 3 a 5 vezes semanais, deve-se multiplicar o valor final por 1.550. Se os exercícios são mais pesados e diários, multiplica-se por 1.725. Agora, se o indivíduo tem uma carga de atividades intensa, multiplica-se por 1.900.

Vamos levar em consideração que o homem do exemplo pratique atividades moderadas. Dessa forma, sua TMB será 1.655 x 1.550 = TBM 2.565,25. Isso quer dizer que esse homem deverá consumir pouco mais de 2.500 kcal por dia para manter seu peso.

É claro que essas calorias devem ser bem distribuídas em uma alimentação equilibrada e saudável. Afinal, não adianta nada consumir tanta caloria vinda de pizzas e sorvetes.

Mas como fazer um plano alimentar saudável dar certo? Bem, você pode começar elaborando um diário, nele anotará os alimentos que consumiu e a quantidade calórica de cada um. Assim, você terá mais consciência do que anda pondo à mesa e conseguirá elaborar melhor a sua lista de compras.

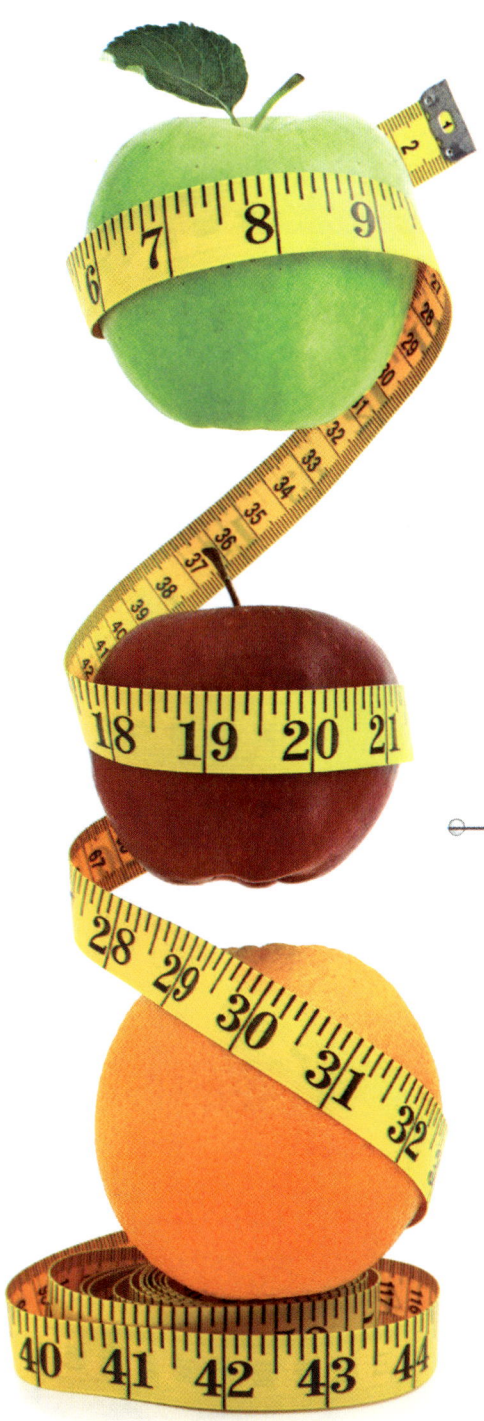

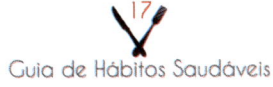

"Pessoas que se alimentam de forma balanceada dificilmente terão algum problema de saúde."

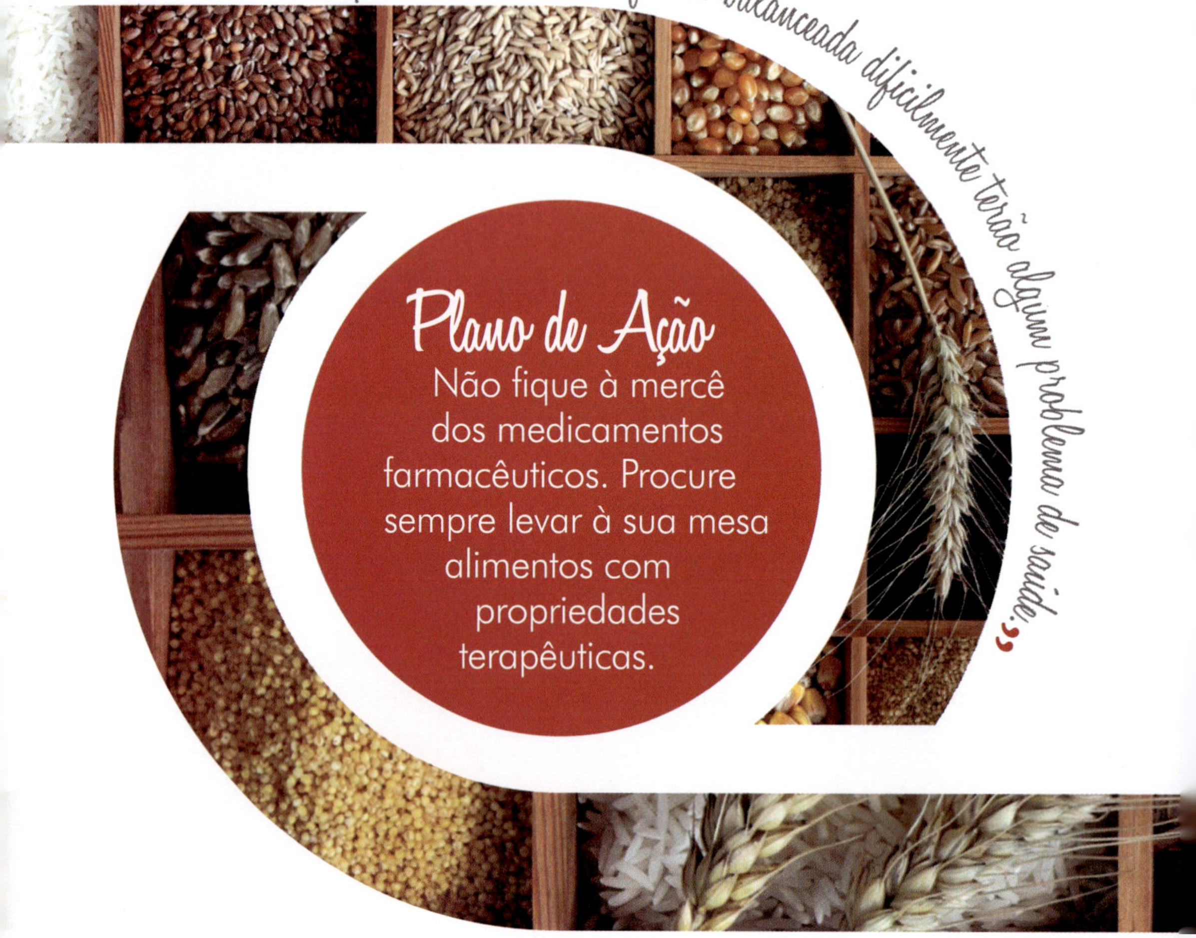

Plano de Ação

Não fique à mercê dos medicamentos farmacêuticos. Procure sempre levar à sua mesa alimentos com propriedades terapêuticas.

Alimentação saudável hoje

Todo mundo sabe das dificuldades de adicionar alimentos saudáveis à dieta. Talvez o maior dos problemas seja a pressa do cotidiano, que nos impede de fazer as compras com calma, ou o horário de almoço apertado, que acaba por nos levar ao restaurante fast-food mais próximo. Seja como for, todos estão com pressa de resolver alguma coisa, porém, todos deveriam se conscientizar dos prejuízos à saúde quando o assunto é alimentação inadequada.

Ao mesmo tempo, a comida nos aproxima e por meio dela podemos demonstrar sentimentos bons. Por exemplo, quando você prepara o café da manhã para seu filho ou um jantar entre amigos, todos os sentimentos envolvidos, desde a preparação da refeição até o momento da degustação, estão carregados de boas energias e carinho, ou seja, a boa alimentação nos traz bem-estar físico e mental.

Não podemos deixar de dizer que as diferenças sociais do país são um obstáculo ao acesso à comida de qualidade. Além da questão financeira, o desconhecimento sobre informações nutricionais acaba levando as pessoas a cometerem erros como tomar refrigerante em vez de sucos naturais, por exemplo.

A maioria das pessoas acaba preferindo gorduras e frituras a saladas e frutas, mas a alimentação tem de ser a mais variada possível. Aqueles que escolhem o caminho da gula, com o passar do tempo, começam a ficar doentes e estressados com frequência, sem se dar conta do motivo. Primeiro, porque vivem em função da pressa e, segundo, porque acabam não comendo como deveriam. Dessa forma, se tornam obesos ou desenvolvem diabetes. O organismo se desgasta e as chances de manter uma boa saúde ao longo da vida são reduzidas consideravelmente.

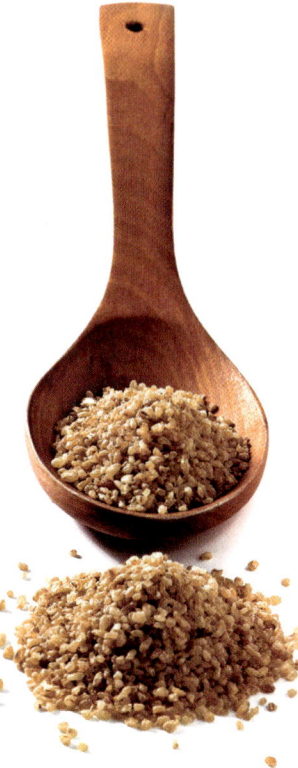

> "Leia com atenção as informações nutricionais de cada produto para consumir somente o que valoriza a saúde."

Hábito Saudável #3
Comer bem cura.

É cientificamente comprovado que pessoas que se alimentam de forma balanceada dificilmente terão algum problema de saúde e, muitas vezes, conseguem até prevenir doenças mais sérias. Nesse caso, podemos dizer que a comida é não só um combustível para o organismo, mas também é um santo remédio.

Comer Bem

> *"Para adquirir equilíbrio alimentar, você deve estar atento em sempre consumir os nutrientes em quantidades ideais."*

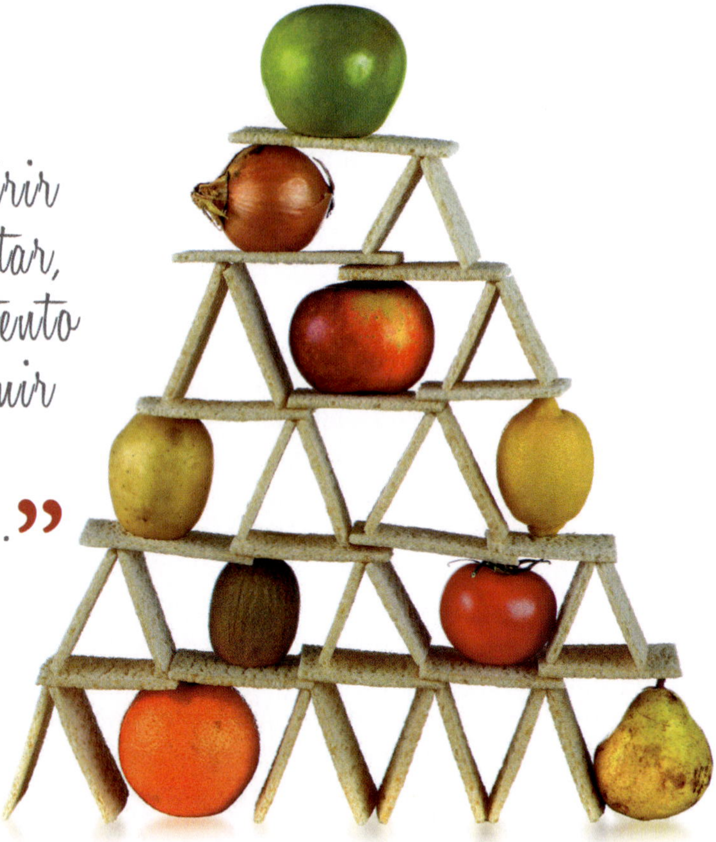

Pirâmide Alimentar

Prevenir é melhor do que remediar, já diz o antigo ditado. Da mesma forma deve ser na alimentação. Conforme você se organiza para ter em sua casa comidas de qualidade, está evitando que sua família venha a ter problemas de saúde.

Para adquirir equilíbrio alimentar, você deve estar atento em sempre consumir os nutrientes em quantidades ideais. A Pirâmide Alimentar é a mais conhecida orientação nesse ramo, ela mostra, de forma bastante simples, todos os grupos alimentares que devem ser consumidos e abrange todos os tipos de alimentos.

O Brasil tem uma pirâmide exclusiva. De acordo com o Ministério da Saúde, ela foi criada em 1999 pela pesquisadora Sonia Tucunduva Phillip, do Departamento de Nutrição da Faculdade de Saúde Pública da USP (Universidade de São Paulo).

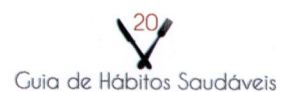

Guia de Hábitos Saudáveis

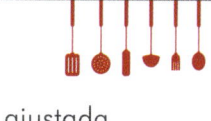

Buscando se adaptar à realidade do país, a pirâmide foi ajustada em 2013. As novidades ficam por conta da inserção de novos alimentos, buscando assim se encaixar melhor à dieta e aos hábitos culturais dos brasileiros.

O valor energético também foi modificado, ficando em 2.000 kcal. Da mesma forma foi adicionada a recomendação de 6 refeições diárias e a prática de exercícios físicos.

Entre as principais mudanças estão:

- Na base estão o arroz, pão, massas, batata e mandioca. Agora foram adicionadas a quinoa e as versões integrais de arroz, pão, biscoito, farinha, aveia e cereal.
- No grupo das frutas estão em destaque itens regionais como caju e graviola, por exemplo, além da inserção de sucos naturais.
- Entre o grupo das verduras e legumes, foram incluídas as folhas verde-escuras, abobrinha, brócolis, beterraba, berinjela, couve-flor, cenoura com folhas e as saladas.
- No grupo dos laticínios, a adição fica por conta da orientação em adquirir produtos desnatados.
- No grupo das carnes, ovos e peixes, destacam-se o salmão, sardinha e outros peixes regionais, dando preferência a cortes magros e grelhados.
- No grupo dos feijões e oleaginosas, incluiu-se soja, lentilha, grão-de-bico, castanha de caju e castanha-do-pará.
- No grupo dos óleos e gorduras destaca-se o óleo de oliva.
- No grupo dos doces e açúcares foram inseridas as sobremesas doces, além do próprio açúcar.

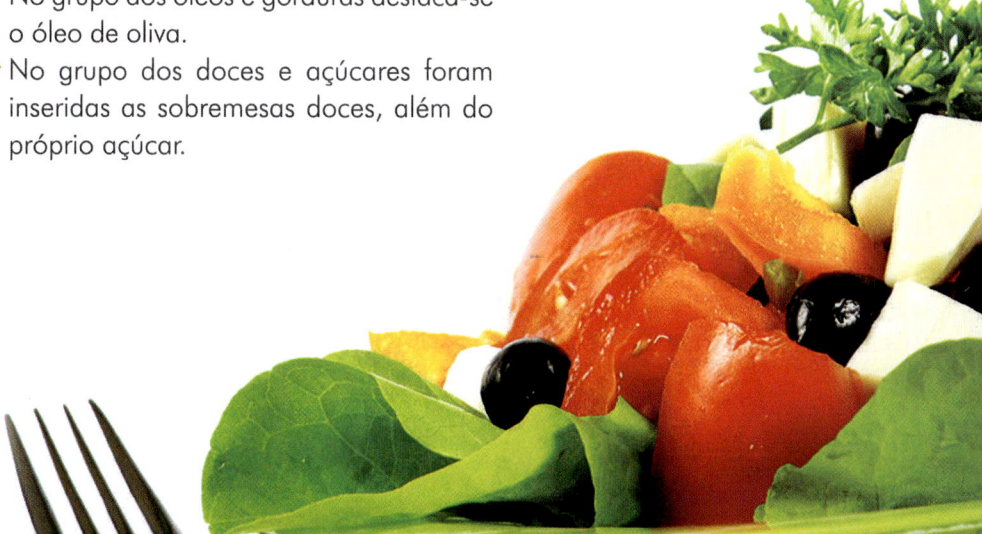

Comer Bem

Além dessas novidades, a pirâmide alimentar brasileira também orienta sobre a prática frequente de atividades físicas e a hidratação constante. Para utilizar a pirâmide de forma correta, deve-se respeitar as quantidades de porções que se pode consumir de cada grupo.

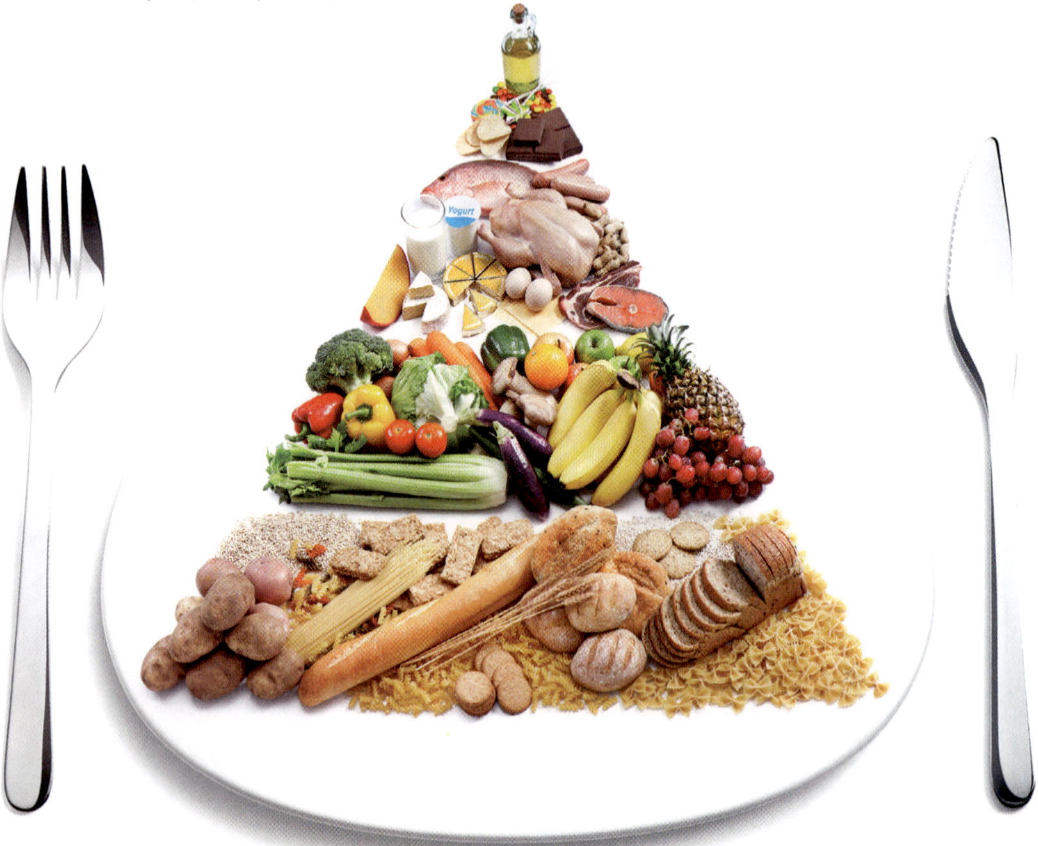

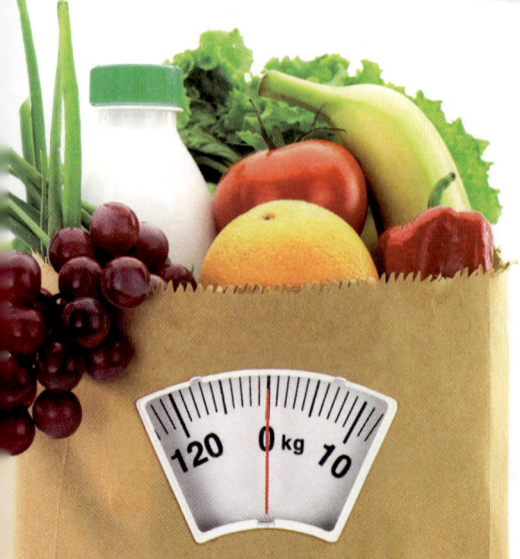

Lembre-se que se você deseja manter um hábito alimentar com menos calorias, deve consumir quantidades moderadas de cada porção diária. É válido dizer também que cada pessoa tem uma velocidade metabólica diferente. Para ter mais detalhes sobre como manter uma alimentação balanceada, consulte um nutricionista. Ele será capaz de avaliar uma série de fatores que contribuirão para a sua saúde.

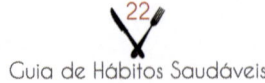

Capítulo 1 | Comer Bem

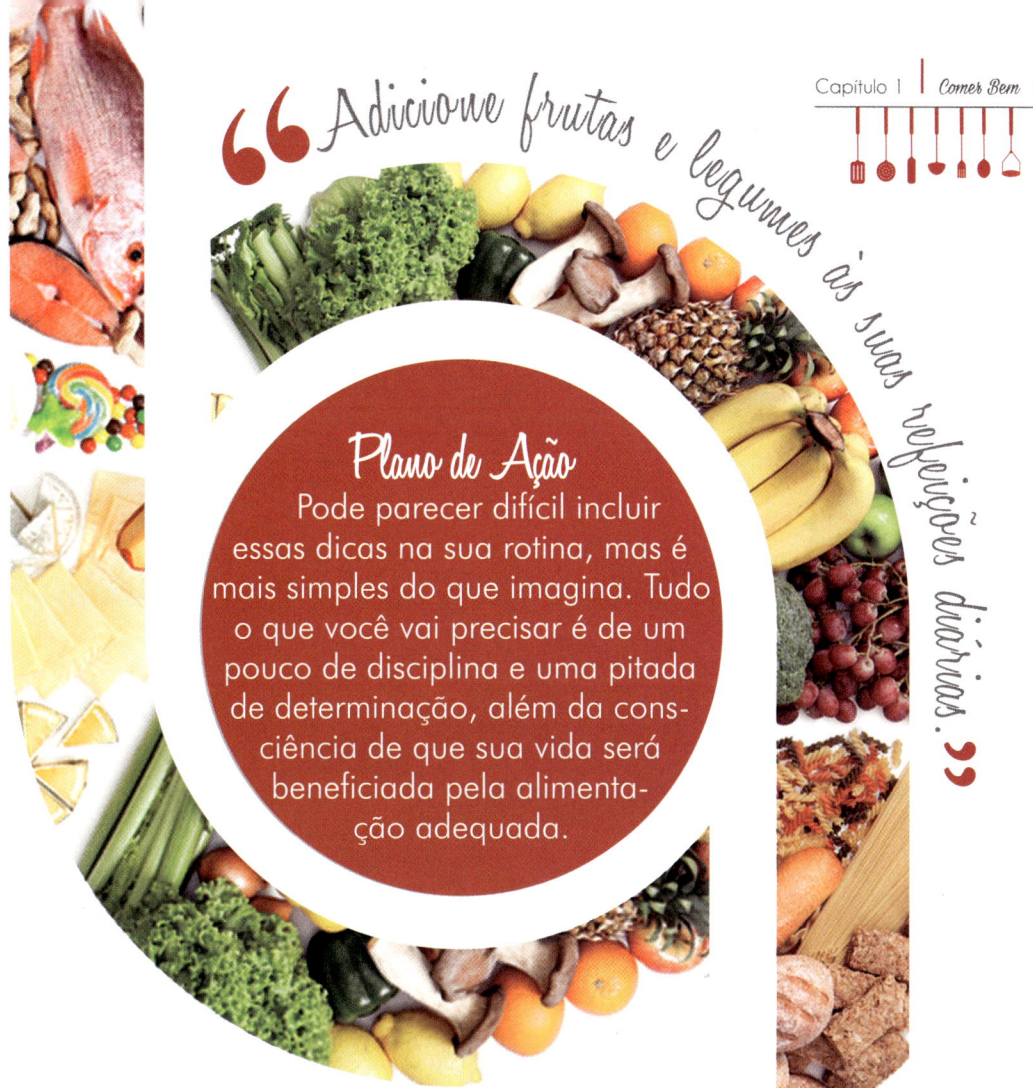

"Adicione frutas e legumes às suas refeições diárias"

Plano de Ação

Pode parecer difícil incluir essas dicas na sua rotina, mas é mais simples do que imagina. Tudo o que você vai precisar é de um pouco de disciplina e uma pitada de determinação, além da consciência de que sua vida será beneficiada pela alimentação adequada.

Hábito Saudável # 4
Escolha bem seus alimentos

- Consuma mais frutas e legumes. Tente adicioná-los a 5 de suas refeições diárias. Um exemplo é acompanhar as refeições principais com legumes cozidos ou saladas. Inclua as frutas em pelo menos 2 refeições diárias. Dê preferência a cereais integrais. Eles ajudam a regular o intestino e oferecem maior saciedade.
- Procure equilibrar o consumo de carne vermelha, branca e peixes.
- Diversifique na sua alimentação escolhendo itens de vários grupos.
- Diminua o consumo de doces e comidas ricas em gorduras.
- Beba pelo menos 2 litros de água diariamente.

Comer Bem

Outros cuidados importantes

- Faça pelo menos 6 refeições diárias. Fazer lanches saudáveis entre as refeições principais lhe ajudará a controlar melhor o apetite.
- Tome sempre um café da manhã rico em fibras, frutas e sucos.
- Se estiver com muita fome, uma boa dica é tomar uma sopa de legumes antes da refeição.
- Procure não repetir o prato nas refeições principais. Abuse dos legumes, que são saudáveis e saciam com maior rapidez.
- Mastigue bem os alimentos e coma devagar.

"Para melhor proveito, as refeições devem ser feitas na companhia de outras pessoas."

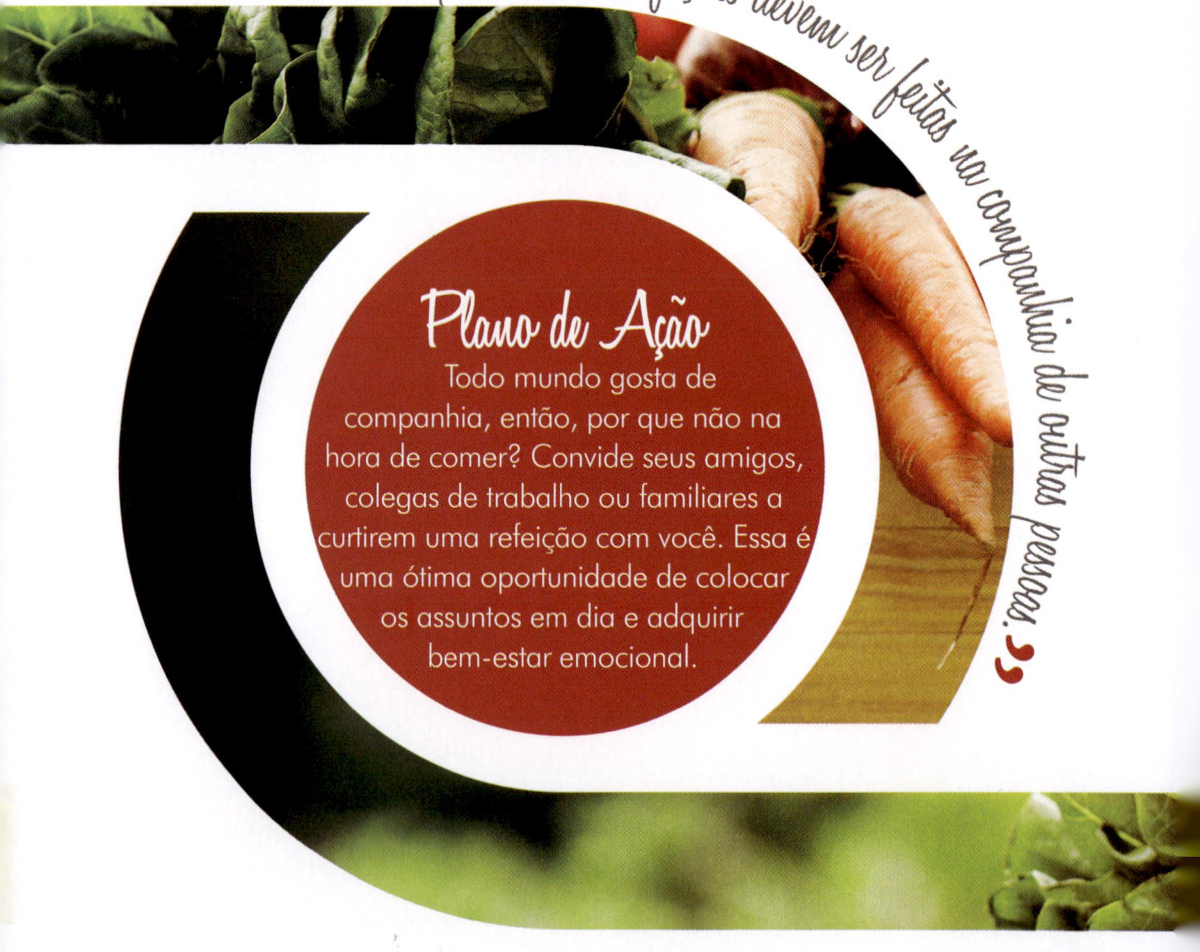

Plano de Ação

Todo mundo gosta de companhia, então, por que não na hora de comer? Convide seus amigos, colegas de trabalho ou familiares a curtirem uma refeição com você. Essa é uma ótima oportunidade de colocar os assuntos em dia e adquirir bem-estar emocional.

Capítulo I | Comer Bem

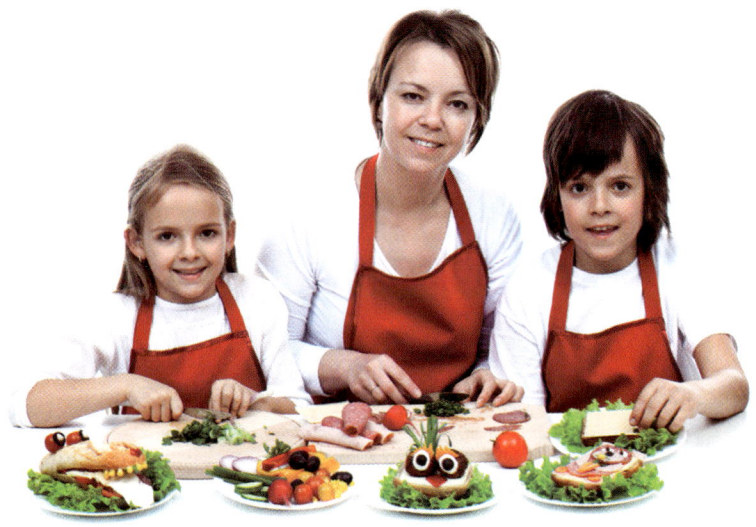

A importância de como você come

Onde você faz suas refeições? Se você tem uma vida ativa, geralmente essa prática é feita em restaurantes ou no refeitório da empresa onde, além de simplesmente comer, você interage com seus colegas. Mas é em casa que essa interação, muitas vezes, fica de lado.

A prática da alimentação em família era uma verdadeira tradição há poucas décadas e hoje praticamente não se vê mais esse hábito. Nos lares atuais, em que os pais trabalham o dia todo e os filhos têm diversas atividades, sobra apenas o momento do jantar para reunir a família.

Hábito Saudável #5
Coma com companhia

Sentar-se à mesa para a refeição vai além do simples fato de nos alimentarmos, é ali que nasce a socialização. Essa prática se chama comensalidade.

> "Comer à mesa com familiares deve ser praticado com frequência."

Guia de Hábitos Saudáveis

No entanto, com todos os atrativos tecnológicos (como o smartphone na mão o tempo todo) ou mesmo o programa de TV favorito passando, quase não se encontra mais espaço para a socialização durante as refeições. Esse fator, além de prejudicar a estabilidade social entre os familiares, ou até entre amigos, prejudica a qualidade da alimentação.

Diversas pesquisas indicam que fazer as refeições com tranquilidade e sem distrações leva o indivíduo a obter mais qualidade na alimentação, pois ele come de forma saudável e em menor quantidade. Não se esqueça de que comemos mais quando estamos distraídos.

Dicas para comer com sabedoria:

Seja regular e preste atenção

Faça o possível para se alimentar nos horários corretos e evite pular as refeições. Se ficar muito tempo sem comer, você terá mais fome e depois acabará ingerindo mais do que precisa. Além disso, coma devagar e aproveite seu prato. Tente não se distrair com outras atividades como interagir com o celular ou assistir a TV.

Coma em locais próprios

É indicado que, quando você for comer, o faça em um local tranquilo e confortável. Quanto menos estímulos para distraí-lo, melhor.

> *Comer com tranquilidade e sem distrações leva o indivíduo a se alimentar com mais qualidade.*

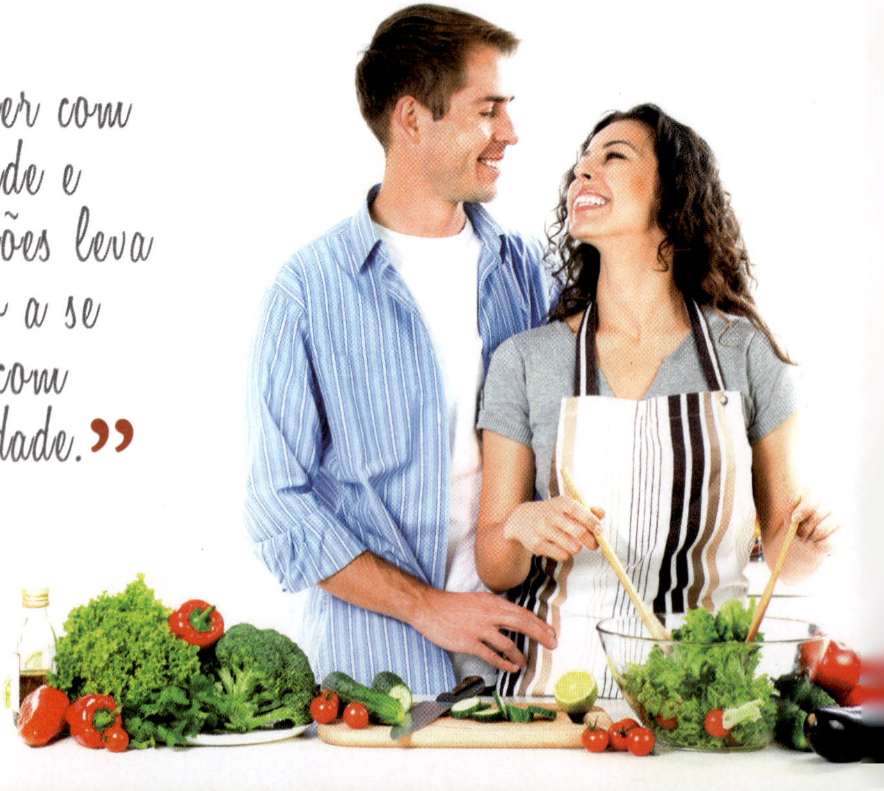

Capítulo 2

Obesidade e Diabetes

As doenças que afetam o coração são a maior causa de morte entre obesos; quem está acima do peso, geralmente, sofre de hipertensão e níveis elevados de colesterol.

Hábitos alimentares e a obesidade

Como você já sabe, existe uma série de fatores que pode levar alguém à obesidade: comer em excesso, fatores genéticos, alimentação desequilibrada, falta de exercícios físicos etc.

A gordura corporal é formada a partir dos alimentos que consumimos. Na vida de um obeso, existe o fato de que toda a comida ingerida é superior ao gasto calórico do organismo, fazendo com que o excesso se armazene. E não precisa de muito, basta apenas ingerir 200 kcal a mais por dia para gerar um sobrepeso de até 7 quilos em um ano. Esse acréscimo corresponde a, por exemplo, 50 gramas de pão ou 10 gramas de manteiga.

Comer muito gera a obesidade, mas comer mal pela simples gula, ou descaso com a vida, também o faz. Observando os hábitos alimentares de pessoas obesas, verifica-se que a maioria delas não come mais como se supõe. Muitos até comem menos do que pessoas magras. O problema está na qualidade da comida: muita gordura, muito açúcar, pouca proteína e fibras e má administração nas refeições diárias.

Hábito Saudável #6 — Cuide do seu peso

Existem diversos motivos que acabam gerando o peso extra. A criança cujos pais acreditam estar magra demais e forçam uma alimentação desnecessária, o adolescente que busca conforto para suas angústias na comida, o adulto que descarrega na gula suas frustrações da vida... Essas atitudes desregulam o organismo e uma vez instalados os maus hábitos, pode ser muito difícil eliminá-los.

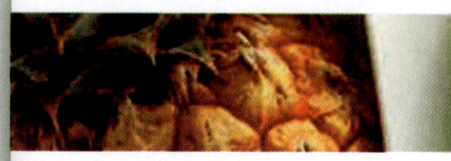

> "O problema está na qualidade da comida e na má administração das refeições diárias."

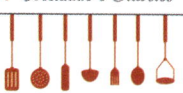

> "Comer mal é ainda pior do que comer muito."

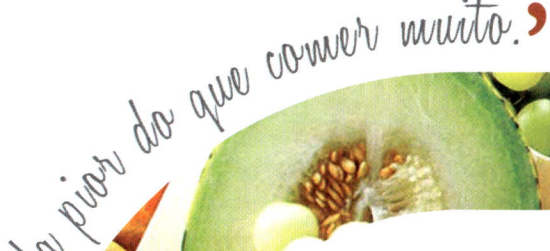

Plano de Ação
Evite os excessos alimentares e fique atento ao tipo de produto que anda comprando. Fuja de produtos gordurosos e muito calóricos. Mais do que comer muito, é ainda pior comer mal.

Açúcar: o veneno branco

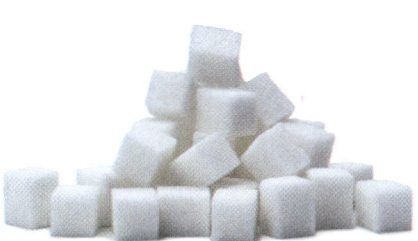

Um dos hábitos alimentares mais tradicionais da nossa sociedade é comer doce para tentar curar as tristezas e chateações da vida. Mas o consumo de açúcar pode deixar a pessoa ainda pior do que estava antes. Ingerir doces indiscriminadamente é uma das principais causas do diabetes tipo 2, insônia, problemas cardiovasculares, obesidade, entre outros. De todas as qualidades do açúcar, sua versão refinada é a pior de todas por não ter qualquer valor nutricional, ou seja, são apenas calorias que engordam e mais nada. Muitos nutricionistas acreditam que esse alimento não deveria fazer parte da mesa do brasileiro, sendo substituído por versões mais saudáveis. Fique atento e fuja de produtos com muito açúcar, os males causados por ele não compensam o prazer de saboreá-lo.

Mude para melhor

Seja qual for o grau, a obesidade nasce da predisposição biológica somada às tentações do cotidiano. Em proporções maiores ou menores, tais fatores caminham juntos. Não tem como ganhar muito peso se não houver fatores genéticos envolvidos. Da mesma forma, não é normal engordar sem uma alimentação feita de excessos.

Nessas condições, a perda de peso deve se iniciar com um pronto restabelecimento do metabolismo e com uma mudança radical de hábitos. Isso pode exigir um esforço árduo e constante.

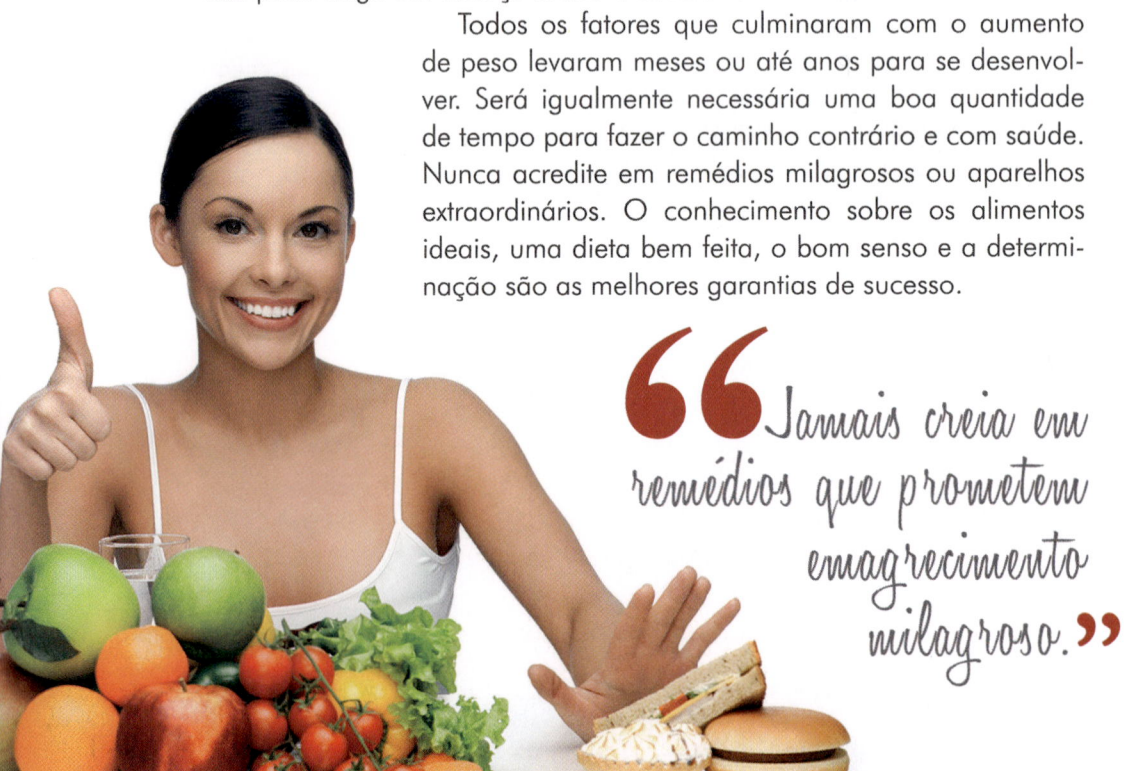

Todos os fatores que culminaram com o aumento de peso levaram meses ou até anos para se desenvolver. Será igualmente necessária uma boa quantidade de tempo para fazer o caminho contrário e com saúde. Nunca acredite em remédios milagrosos ou aparelhos extraordinários. O conhecimento sobre os alimentos ideais, uma dieta bem feita, o bom senso e a determinação são as melhores garantias de sucesso.

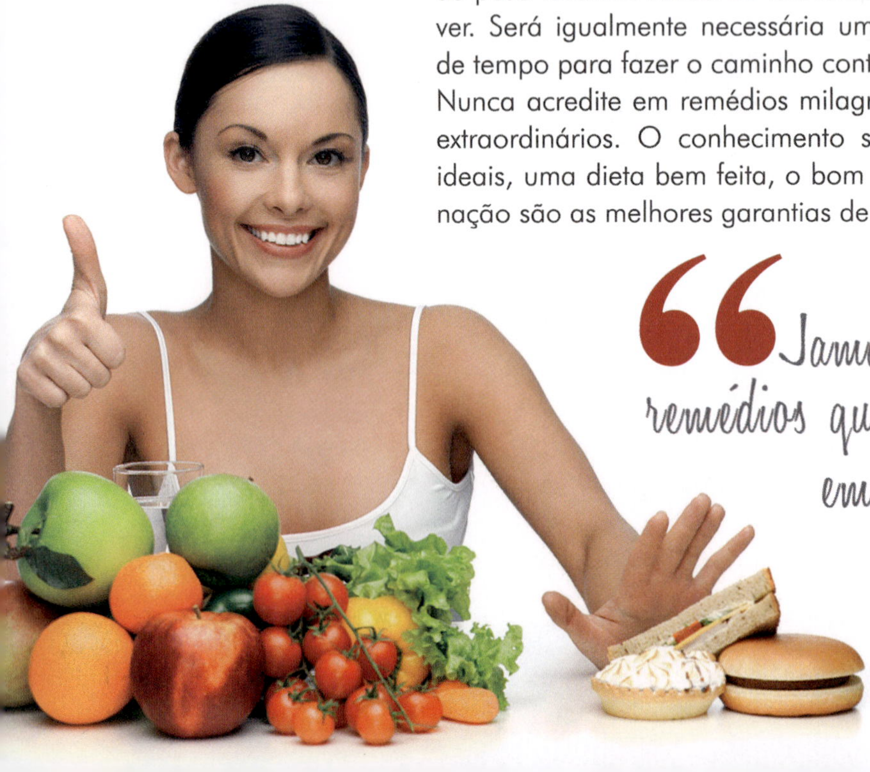

> "Jamais creia em remédios que prometem emagrecimento milagroso."

Os males da obesidade

Pode parecer estranho, mas existe uma quantidade significativa de pessoas que gostaria de tratar seu problema de obesidade apenas para ter uma silhueta melhor. Infelizmente, tratar da obesidade está muito além da estética, há uma série de fatores que pode colocar a saúde em risco, mesmo para aqueles que estão um pouco acima do peso ideal.

Entre os diversos males gerados pelo excesso de peso, se destacam:

- Doenças cardíacas - As doenças que afetam o coração são a maior causa de morte entre obesos em todo o mundo. Quem está acima do peso corre o risco de ter hipertensão e níveis elevados de colesterol, além de angina, que é uma dor aguda na região torácica.
- Doenças ósseas - Devido ao peso extra, pessoas obesas tendem a sofrer de osteoartrose. Além disso, existe o risco de contrair outras doenças articulares como gota e artrite degenerativa.
- Doenças respiratórias - A apneia do sono (distúrbio potencialmente grave) é bastante comum em obesos e se caracteriza por afetar a qualidade do sono. Além disso, a dispneia (falta de ar) e o cansaço também podem ocorrer.
- Diabetes - Pacientes obesos tendem a ter duas vezes mais risco de contrair diabetes do tipo 2 do que pessoas com peso normal.
- AVC - O acidente vascular cerebral, popularmente conhecido como derrame cerebral, acontece devido ao entupimento ou rompimento dos vasos sanguíneos que irrigam o cérebro, provocando paralisia da área cerebral que ficou sem circulação sanguínea adequada e, em casos mais graves, pode levar à morte.

De forma geral, os índices de mortalidade são bastante elevados entre pessoas obesas, sendo a obesidade a principal causa de mortes evitáveis. Para se livrar desse mal, basta participar de um programa alimentar recomendado por um nutricionista, fazer atividades físicas mesmo que de baixo impacto (como caminhada ou pedalar) e principalmente se conscientizar de que a obesidade não é invencível.

Comer Bem

Alimentos que previnem

Prevenir é melhor do que remediar. Essa premissa é bastante válida quando se trata de saúde. Prevenir-se para que aqueles quilinhos a mais não cheguem trazendo as graves consequências da obesidade é bastante simples. Basta apenas escolher os bons hábitos.

No campo da alimentação, você também deverá escolher o hábito de comer bem. E comer bem não significa comer muito ou sem qualidade.

"Previna-se para que os quilos a mais não lhe tragam o drama da obesidade."

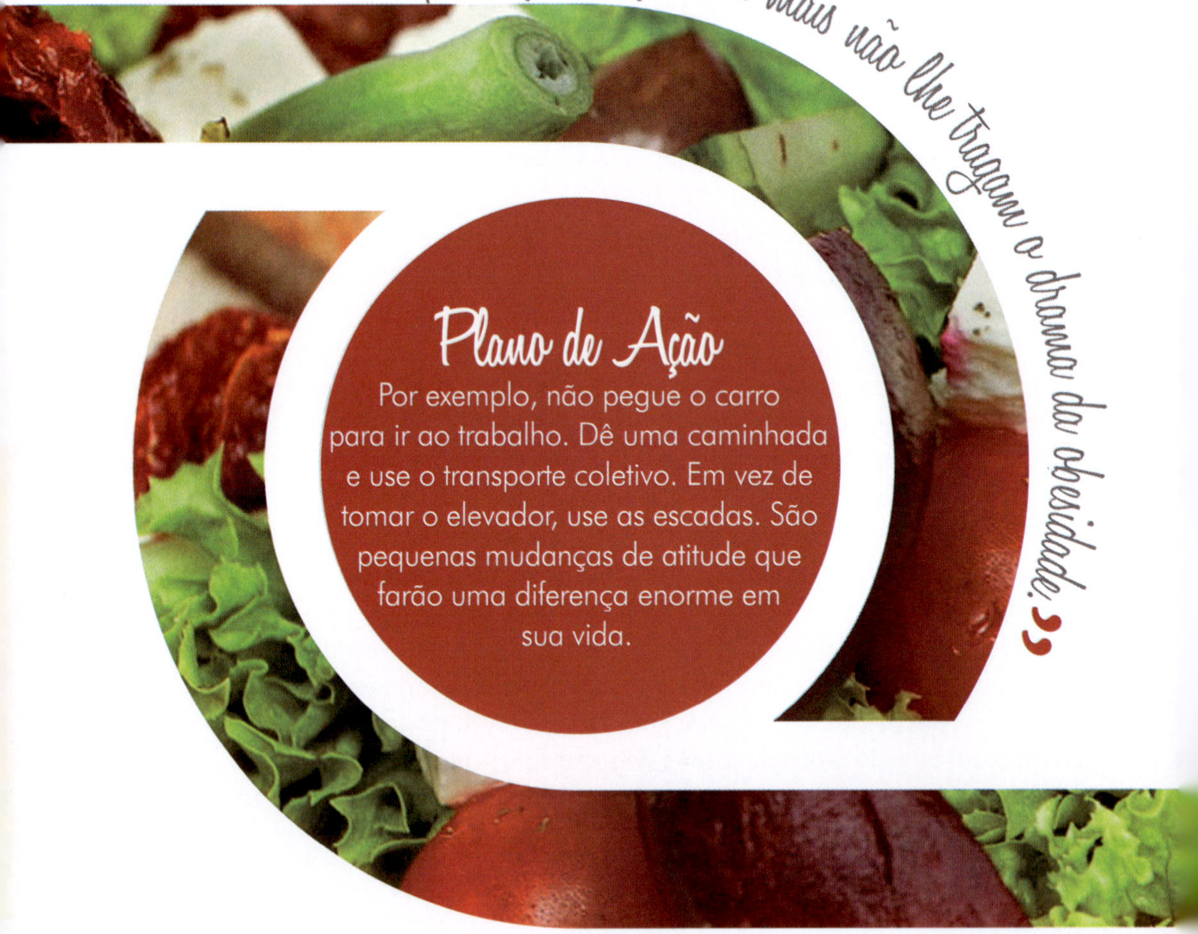

Plano de Ação

Por exemplo, não pegue o carro para ir ao trabalho. Dê uma caminhada e use o transporte coletivo. Em vez de tomar o elevador, use as escadas. São pequenas mudanças de atitude que farão uma diferença enorme em sua vida.

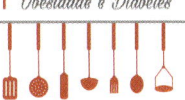

Capítulo 2 | Obesidade e Diabetes

Sua alimentação deve ser equilibrada e variada, se aproveitando ao máximo de alimentos naturais. Reduza (ou corte de uma vez) o açúcar e as gorduras, especialmente as saturadas e hidrogenadas.

Prefira peixe e carne branca à carne vermelha. Adicione ao seu cardápio diário cereais, frutas, legumes e vegetais. Consuma cálcio de laticínios magros, fuja de refrigerantes e sucos artificiais e dê boas-vindas a sucos naturais, chás e água. Reduza o consumo de sal e aprenda a utilizar ervas aromáticas. Alimente-se pelo menos 6 vezes por dia. Se você fizer pequenas refeições, seu metabolismo funcionará mais e melhor. Opte por cozidos, assados ou grelhados em vez de frituras. A análise atenta dos rótulos dos produtos também deve começar a fazer parte da sua rotina. Não confie em tudo que lê logo de cara. O rótulo daquele suco pode dizer que ele é natural, mas lendo suas informações detalhadas você perceberá que de natural ele não tem nada.

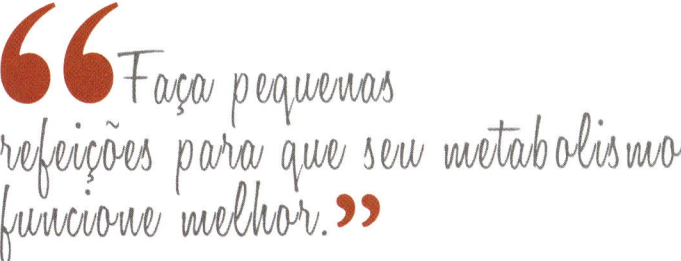

"Faça pequenas refeições para que seu metabolismo funcione melhor."

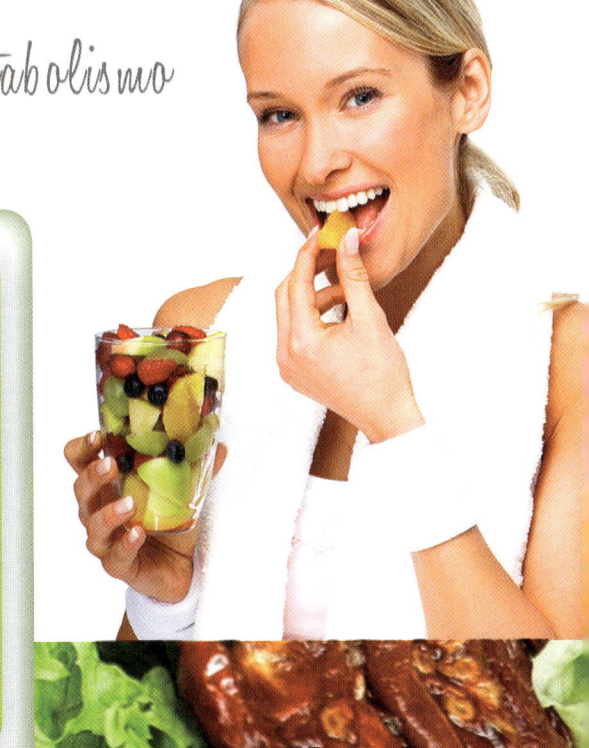

Hábito Saudável #7
Pratique exercícios

Praticar exercícios é parte fundamental da prevenção. O sedentarismo traz inúmeras consequências desagradáveis para a saúde e talvez a maior delas seja a obesidade. Mas se você não se vê em uma academia, não vá! Apenas troque certos hábitos e isso já será uma grande ajuda.

Fique de olho!
Parece saudável, mas não é

Você já comeu um produto pensando que era uma coisa e descobriu que não era nada do que imaginava? Isso acontece com frequência, pois a maioria das pessoas não lê com atenção as informações nutricionais de um produto. É necessário ficar atento e não se deixar cair em armadilhas que estimulam apenas o consumo e não a saúde.

Uma dica valiosa é ficar alerta para produtos industrializados que se dizem ricos em vitaminas, minerais etc. Eles até podem ter esses componentes, mas quase sempre são quantidades mínimas se comparados a produtos naturais. Outro detalhe é que, mesmo oferecendo certa quantia de substâncias benéficas, o produto pode ter altas concentrações de açúcar, sódio e gorduras.

As prateleiras de supermercados estão repletas de alimentos enriquecidos, mas não pense que você pode suprir suas necessidades com esses produtos. Não se engane!

Veja alguns produtos que podem nos induzir ao erro:

▶ Diet, light e zero

Parece	Esses produtos normalmente prometem ser livres de gordura e/ou açúcar, sugerindo que se pode consumi-los despreocupadamente.
Mas não é	Produtos livres de gordura não necessariamente estão livres de calorias. É aconselhável ver se determinada substância foi retirada ou apenas reduzida. Além disso, alimentos sem açúcar costumam levar mais sódio para acentuar o sabor.

▶ Suco de caixinha

Parece	Muitas vezes enriquecido com vitaminas e minerais, são vendidos como solução saudável e natural.
Mas não é	Sucos de caixinha podem ter tanto açúcar quanto um refrigerante, além da quantidade imensa de conservantes. Com certeza passam bem longe de serem naturais.

▶ Isotônicos

Parece	Sua fórmula rica em sais minerais e os sabores chamativos oferecem ao desavisado uma alternativa à simples água.
Mas não é	Isotônicos podem conter muito açúcar, é bom tomar cuidado. Eles podem ser ideais para atletas de alto desempenho, mas mesmo os atletas têm seus cuidados com essa bebida. Nada melhor que a água. Ela será capaz de repor todas as suas necessidades.

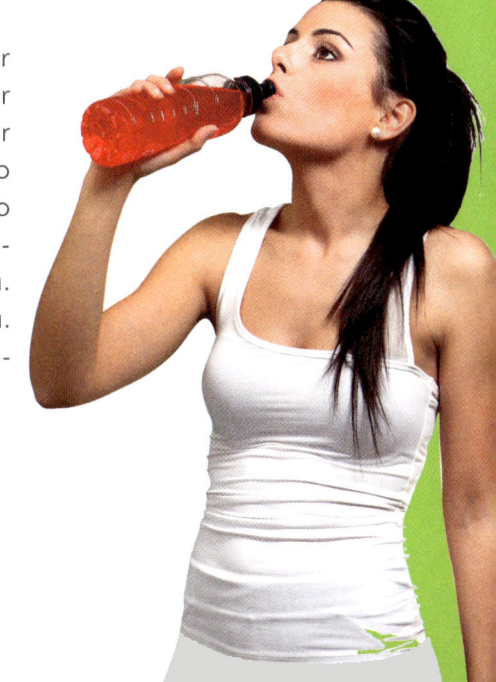

▶ Água de coco

Parece	Geladinha no calor é uma delícia e pode-se beber à vontade!
Mas não é	É um engano comum beber água de coco em excesso, mesmo sendo natural. Apesar de nutritiva, possui carboidratos e sódio. Pode beber, mas com moderação.

▶ Açaí na tigela

Parece	Fruta com uma rica composição nutricional, rica em gorduras monoinsaturadas e antioxidantes.
Mas não é	De fato a fruta é ótima, o problema está na polpa industrializada, que é repleta de açúcar e xarope de guaraná. Dê preferência à polpa natural. Mesmo assim, coma moderadamente, pois o açaí é bastante calórico.

> *" Água de coco é saturada de carboidratos e sódio. Beba moderadamente. "*

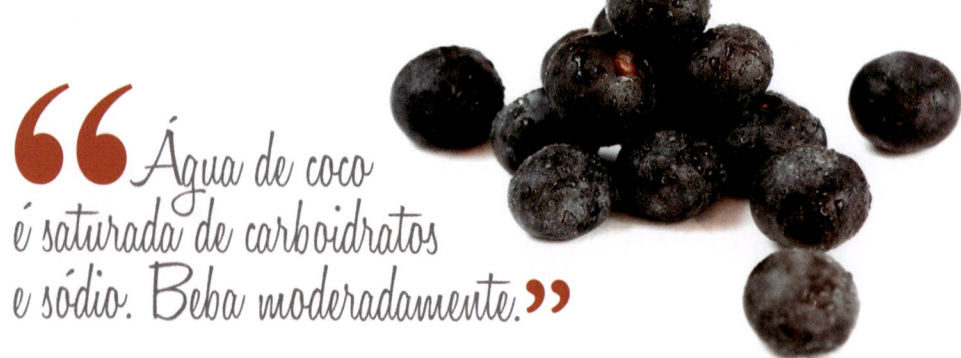

> **"Muitos pães não levam a quantidade de farinha integral que dizem ter."**

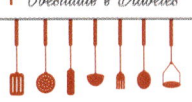

▶ Peito de peru

Parece	Vendido como uma das opções mais saudáveis entre os embutidos, por ser feito de carne branca com baixos níveis de gordura.
Mas não é	Como qualquer outro embutido, o peito de peru não se isenta da qualidade duvidosa. Mesmo sendo feito de uma carne branca, contém níveis grandes de sódio, além de diversos outros produtos conservantes.

▶ Pães integrais

Parece	Feitos com grãos e fibras, ajudam na manutenção dos níveis de colesterol, nas funções intestinais e são indicados para dietas.
Mas não é	Esse é mais um alimento que merece atenção. Muitos pães e biscoitos não levam a quantidade de farinha integral que dizem ter. Verifique no rótulo a porcentagem. Além disso, um pão integral tem de ter no mínimo 3 gramas de fibras para uma porção de 50 gramas. Se não tiver essa porcentagem, desconfie.

▶ Kani Kama

Parece	Por fazer parte da culinária japonesa e ser feito de carne de caranguejo, logo se imagina que seja rico em proteínas e muito saudável.
Mas não é	Em japonês, kani significa caranguejo, mas o que se vende como feito dessa carne não o é. Ele é feito de merluza e contém amido de trigo, clara de ovo, açúcar, extrato de algas e de caranguejo (ou lagosta), sal, vinho de arroz, proteína de broto de feijão, glutamato monossódico e ainda recebe corante alimentício vermelho.

▶ Barra de cereais

Parece	Ideal para um lanche entre as refeições, oferece energia e são ricas em fibras que ajudam na saúde intestinal.
Mas não é	Essas barrinhas são vendidas como produtos saudáveis, mas quase todas possuem xarope de milho, açúcar, mel e até sal. Pode comer, mas moderadamente.

> ❝ Barras de cereais também contêm ingredientes que engordam. ❞

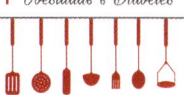

▶ Chocolate diet

Parece	Alimento energético que oferece saúde e energia.
Mas não é	O chocolate que realmente deve-se consumir, e mesmo assim com moderação, é o amargo com, no mínimo, 70% de cacau. De acordo com a Agência Nacional de Vigilância Sanitária, para ser considerado chocolate tem de haver 25% de cacau no produto. Saiba que muitas marcas não chegam nem perto disso.

▶ Sobremesa tipo "petit suisse"

Parece	Sobremesa láctea que é vendida principalmente para crianças com a ideia de energia e saúde.
Mas não é	A clássica sobremesa que muitas crianças (e adultos) adoram contém bem menos cálcio do que outros iogurtes. Uma opção mais saudável é bater um iogurte natural com alguma fruta. Para dar um toque mais doce, pode colocar um pouquinho de açúcar mascavo.

De uma forma geral, todos os produtos industrializados possuem aditivos como conservantes, espessantes, corantes, entre outros. Essas substâncias são encontradas em pequenas quantidades, mas o ideal é que você as evite. Sempre prefira alimentos naturais e compre industrializados o mínimo possível.

Má alimentação e o diabetes

O diabetes é uma doença metabólica decorrente da ausência de insulina ou quando a insulina não cumpre adequadamente sua função, fazendo com que o aumento da glicose no sangue seja grande. O diabetes surge quando o pâncreas perde a capacidade de produzir o hormônio insulina na quantidade correta para suprir as necessidades do organismo, ou porque o hormônio não consegue agir satisfatoriamente. A insulina é a responsável pela redução da glicemia, permitindo que o açúcar presente no sangue entre nas células e se transforme em energia. Dessa forma, se a insulina for inexistente ou ineficiente, a glicose no organismo aumenta e com isso vem o diabetes.

▶ Diabetes Tipo 1

O diabetes tipo 1 ocorre quando o pâncreas produz quantidades insignificantes ou nenhuma insulina. Seus sintomas são boca seca, sede frequente, perda de peso sem causa aparente e vontade de urinar constantemente.

Esse tipo é genético e autoimune, geralmente diagnosticado na infância e adolescência. Por não ter cura, o tratamento se dá com aplicações diárias de insulina e mudança de estilo de vida e alimentação por parte do paciente.

Além disso, é importante que o portador de diabetes mantenha a prática regular de atividades físicas. O tipo 1 atinge de 5 a 10% dos pacientes com diabetes.

▶ Diabetes Tipo 2

O diabetes tipo 2, também chamado de diabetes de adulto, ocorre geralmente em pessoas obesas, devido a seus maus hábitos alimentares, sedentarismo e estilo de vida desregrado. Nesse tipo, a insulina é presente no organismo, mas sua ação é resistente. Os quilos extras fazem com que o corpo não utilize a insulina de forma correta, ou seja, a gordura abdominal impede que o hormônio funcione normalmente. Seus sintomas são sutis, podem passar despercebidos por meses ou até anos e, sem diagnóstico, as complicações

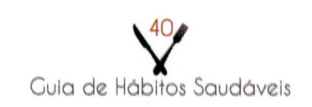

Capítulo 2 | Obesidade e Diabetes

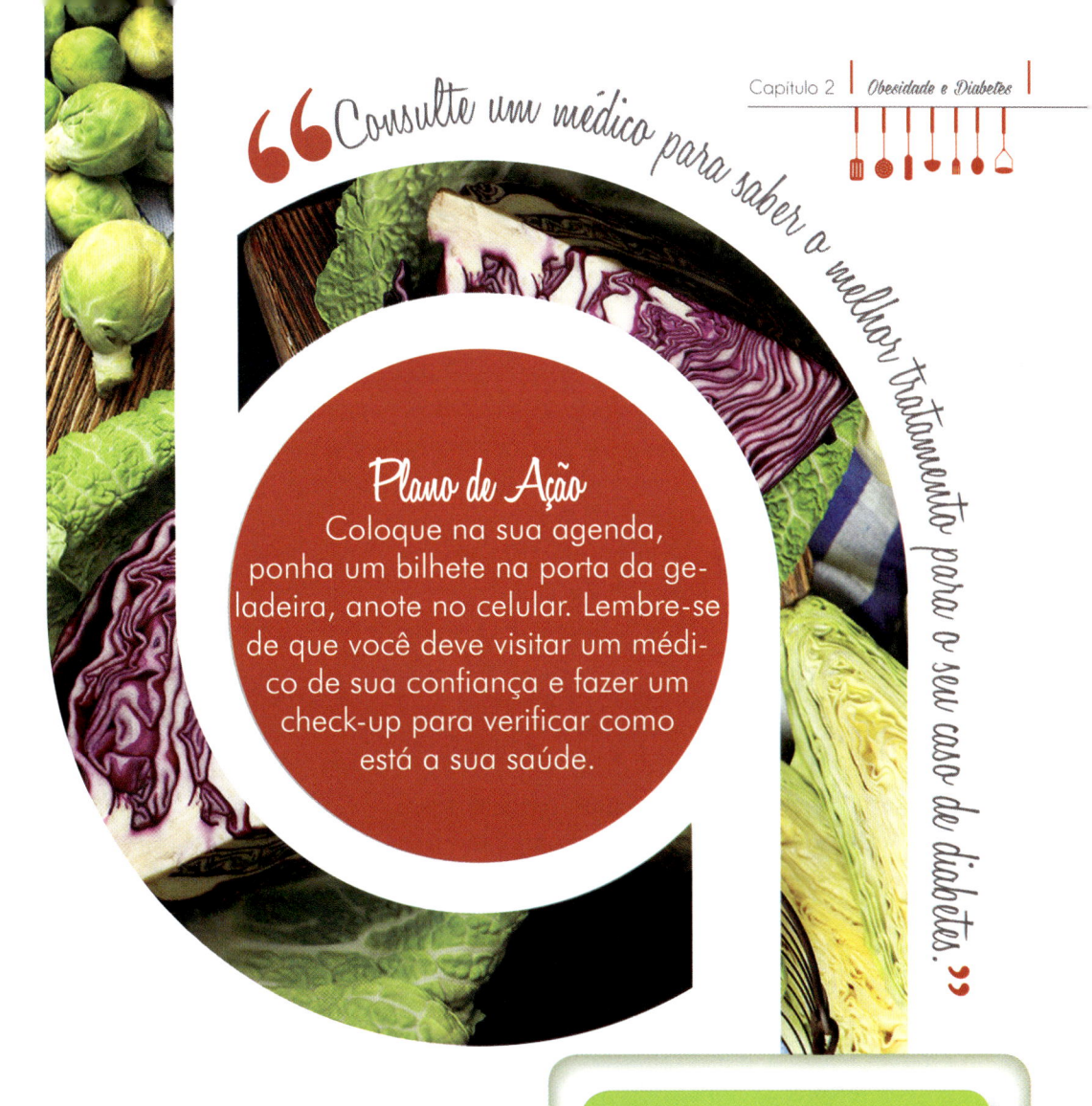

"Consulte um médico para saber o melhor tratamento para o seu caso de diabetes."

Plano de Ação

Coloque na sua agenda, ponha um bilhete na porta da geladeira, anote no celular. Lembre-se de que você deve visitar um médico de sua confiança e fazer um check-up para verificar como está a sua saúde.

podem ser sérias. Entre os sintomas estão: sede constante, fome excessiva, vontade de urinar frequentemente, dificuldade de cicatrização e visão turva. O tratamento para o tipo 2 é semelhante ao tipo 1, mas somente o médico pode avaliar, pois tudo depende do estado de saúde do paciente. Na maioria dos casos, medicamentos administrados oralmente, alimentação adequada e exercícios podem controlar a doença. Esse tipo de diabetes atinge cerca de 90% dos pacientes diagnosticados.

Hábito Saudável #8
Visite um médico

Seja pela correria diária e a consequente falta de tempo, por medo, ou pelo motivo que for, não deixe de ir frequentemente a um médico. Consultar um profissional de saúde periodicamente é a melhor forma de manter sua saúde em dia.

Alimentos que contribuem
para o aumento do diabetes tipo 2

▶ Cachorro-quente

Uma única salsicha pode conter 24% do valor diário de gordura, 20% de gordura saturada e 20% de sódio. Como toda carne processada, a salsicha é algo que deve ser evitado. Devido a toda química que esse alimento possui, ele está relacionado ao câncer de estômago.

▶ Refrigerante

Essa bebida está (entre as artificiais) no ranking de campeã em quantidades de açúcar. Uma única lata de refrigerante de cola tem 37 gramas de açúcar. Tomando uma lata por dia, a pessoa terá consumido cerca de 1 quilo de açúcar no final do mês, apenas com a bebida! E não se deixe levar pelos refrigerantes diet, eles são tão prejudiciais quanto os normais. A melhor alternativa é abusar dos sucos naturais. Se você quiser ter a sensação do refrigerante, utilize água com gás nos sucos.

▶ Batata frita

Aqui, o maior problema é justamente a fritura. Além do óleo, quando a batata é frita, sua estrutura é modificada devido ao alto aquecimento. Esse processo, conhecido como glicação, tem sido relacionado ao surgimento de diversas doenças, como o câncer. Uma alternativa bem mais saudável é assar as batatas no forno.

▶ Salgadinhos tipo chips

Ainda pior que as batatas fritas, os salgadinhos tipo chips são um veneno para o organismo. Sua feitura industrial é complementada com a adição de grandes quantidades de gordura, sal e outras substâncias. O mesmo serve para outros salgadinhos, como os de milho, por exemplo.

▶ Sorvete de massa

Por mais deliciosos que sejam, sorvetes de massa industriais levam quantidades enormes de açúcares e possuem pouquíssimo ou nenhum valor nutricional. Sessenta gramas (uma bola) podem conter aproximadamente 130 calorias e quase 20% dos valores totais diários de gordura recomendados para um adulto.

▶ Pizza

Uma fatia de pizza pode conter até 16% do valor diário de sódio e 14% de gorduras saturadas. Além disso, se a massa for feita com farinha branca, ela será absorvida mais rapidamente pelo organismo, causando aumento de peso.

▶ Bacon

Além de altamente calórico, o bacon, se consumido com frequência, pode aumentar em 40% os riscos de problemas cardíacos e 20% de diabetes tipo 2.

▶ Churros

Esse doce é muito comum no Brasil e extremamente calórico. Feito de massa frita e envolvida no açúcar, pode ser recheado com chocolate, doce de leite e outras variações. Uma bomba calórica que, se consumida com frequência, pode trazer complicações para a saúde.

> *Consumir bacon pode aumentar em 40% os riscos de vir a ter problemas cardíacos.*

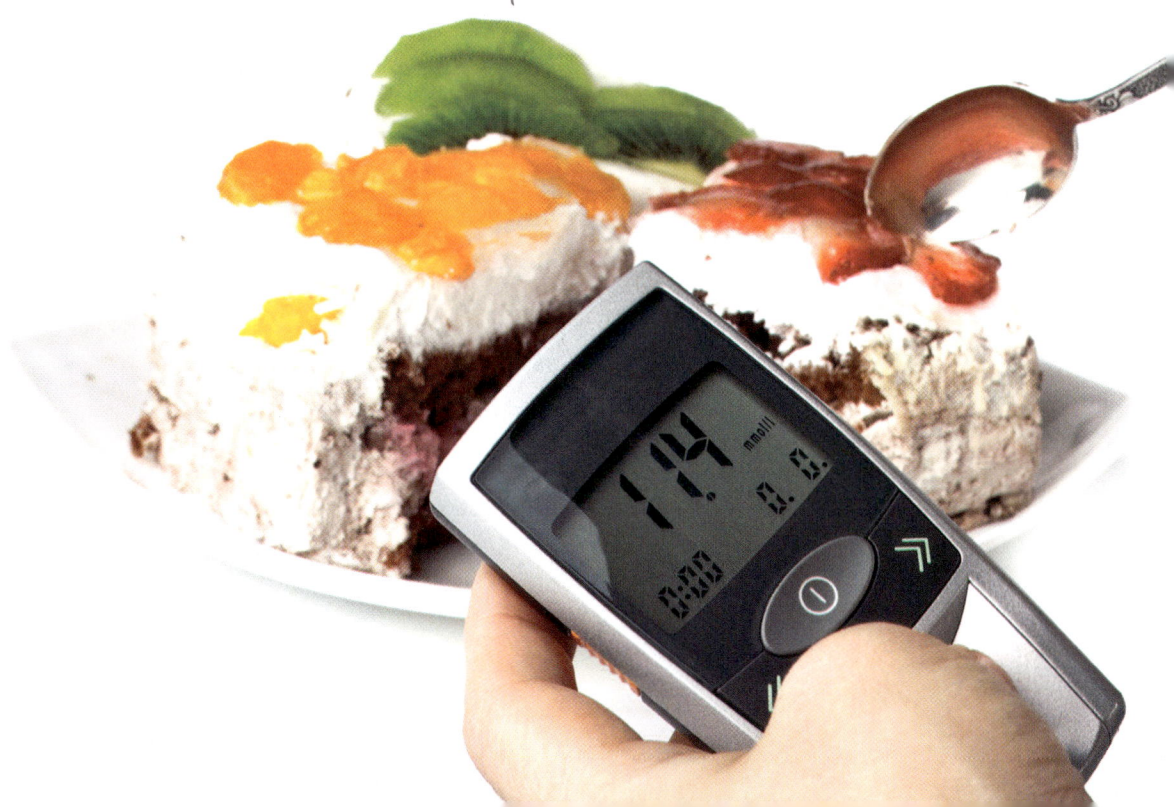

Fique de olho!
Dê adeus ao açúcar adicionado

Diversos alimentos possuem açúcares naturais que são suficientes para gerar a energia que nosso corpo precisa. O excesso de açúcar na alimentação pode causar uma série de problemas de saúde.

Esse excesso é chamado de açúcar adicionado, ou seja, ele é inserido nos alimentos no processo de fabricação. Ele é encontrado em alimentos como pães, bolos, iogurtes, bebidas etc.

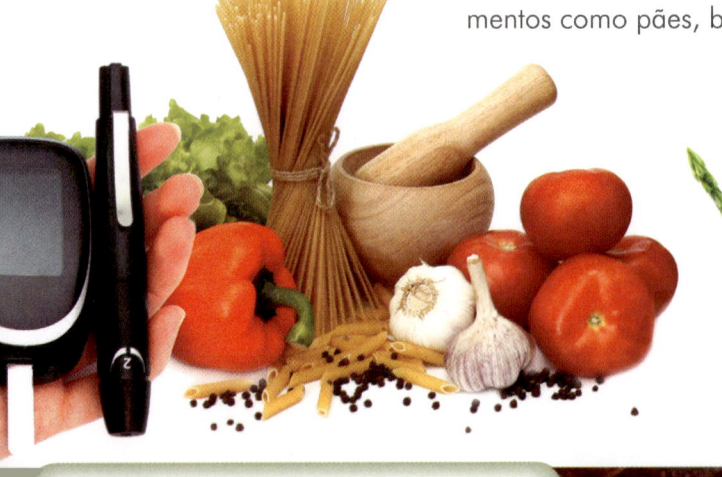

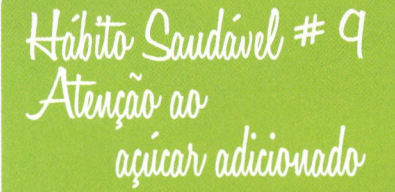

Hábito Saudável # 9
Atenção ao açúcar adicionado

Nutricionistas recomendam que o consumo de açúcar deve ser bastante limitado: até seis colheres de chá por dia para mulheres e até nove colheres de chá para homens.

> *Alimentos processados, como bolos, iogurtes, têm excesso de açúcar na sua composição.*

Capítulo 2 | *Obesidade e Diabetes*

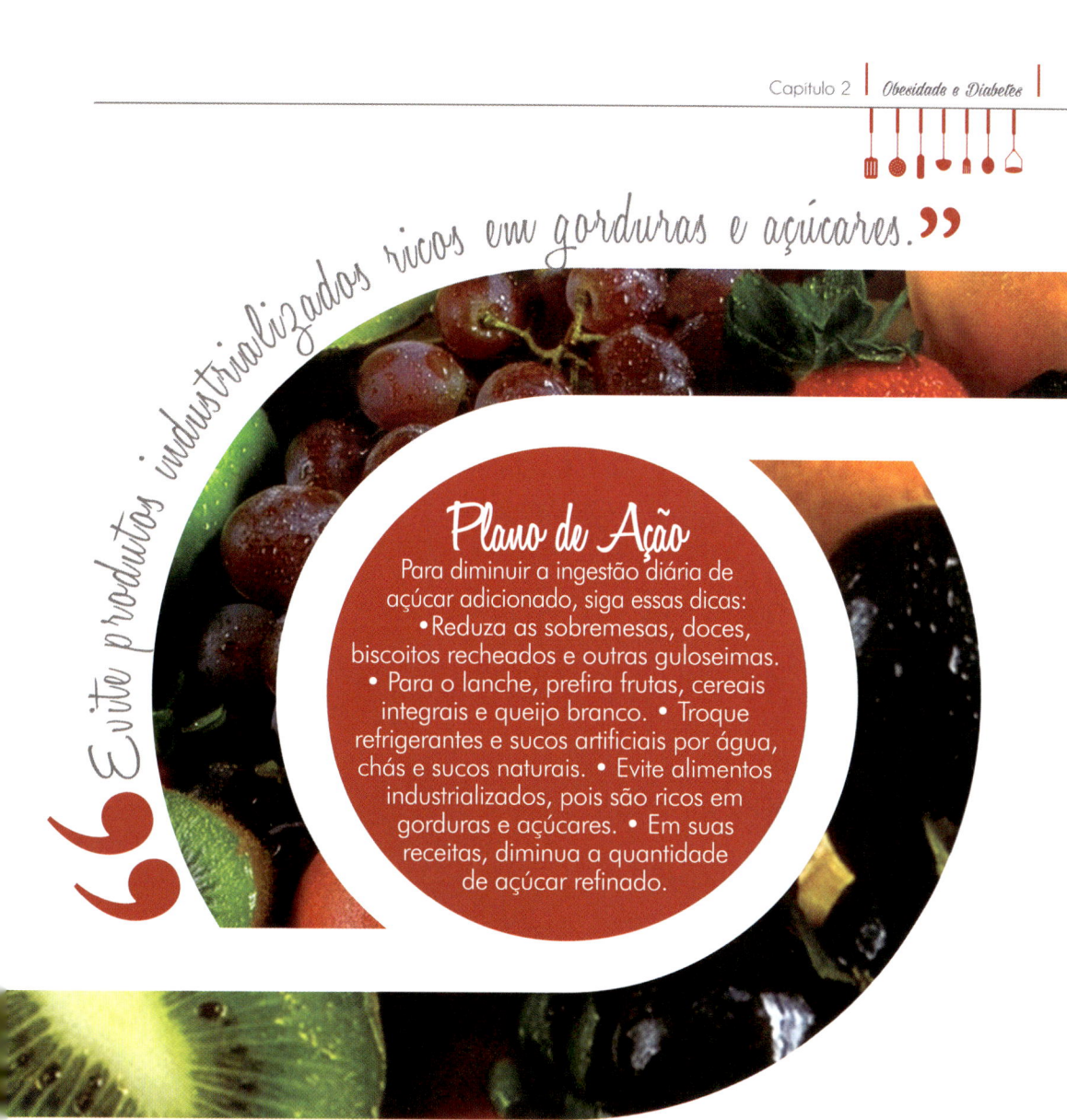

"*Evite produtos industrializados ricos em gorduras e açúcares.*"

Plano de Ação

Para diminuir a ingestão diária de açúcar adicionado, siga essas dicas:
• Reduza as sobremesas, doces, biscoitos recheados e outras guloseimas. • Para o lanche, prefira frutas, cereais integrais e queijo branco. • Troque refrigerantes e sucos artificiais por água, chás e sucos naturais. • Evite alimentos industrializados, pois são ricos em gorduras e açúcares. • Em suas receitas, diminua a quantidade de açúcar refinado.

O sucesso de uma dieta equilibrada depende da conscientização de que apenas os açúcares naturais são suficientes, mas não precisa se preocupar, pois pequenas quantidades de açúcares adicionados estão permitidas. Infelizmente, a maioria dos rótulos dos produtos não dispõe de mais detalhes a respeito. Em geral, as informações nutricionais listam o açúcar como "carboidratos". Se o produto contém frutas, como iogurtes com polpa, por exemplo, pode-se entender que parte desse açúcar é da fruta em questão.

Para ter mais clareza na hora de saber se um produto contém açúcares adicionados, dê uma olhada nos ingredientes. Procure por "apelidos" de açúcar adicionado, como:

- Caldo de cana
- Xarope de milho
- Xarope de milho de alta frutose
- Adoçante de milho
- Dextrina
- Dextrose
- Frutose
- Glucose
- Maltose
- Sacarose
- Malte de cevada
- Mel
- Açúcar mascavo
- Melado
- Açúcar de cana
- Açúcar bruto
- Xarope
- Suco de frutas concentrado

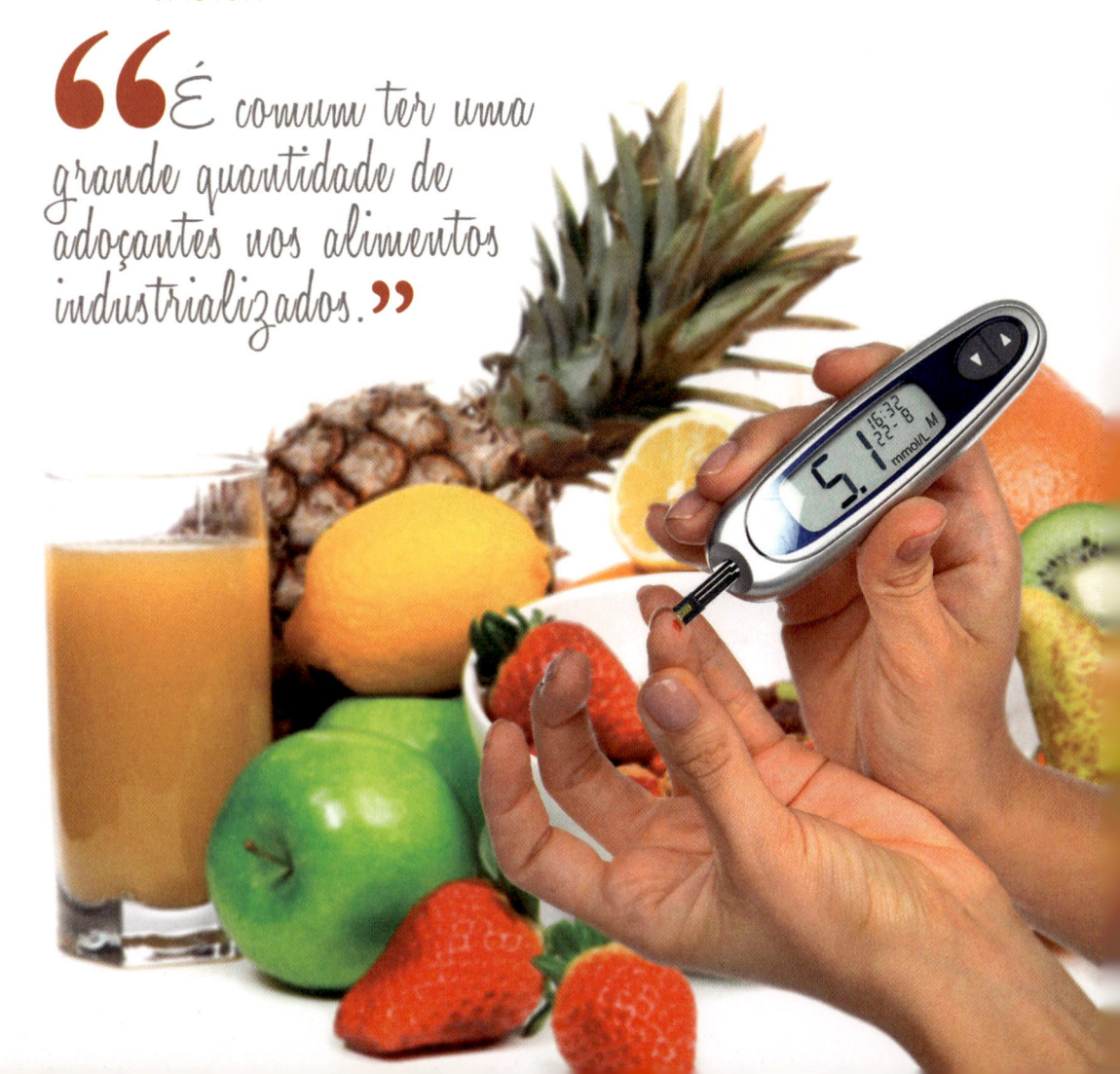

> *É comum ter uma grande quantidade de adoçantes nos alimentos industrializados.*

Capítulo 3

Doenças Cardiovasculares

A maioria das mortes por problemas cardíacos atinge adultos na faixa etária dos 40 anos. Quem se cuida tem cerca de 80% menos chance de sofrer algum mal do coração.

Tipos de gorduras

Todos os alimentos, naturais ou processados, possuem tipos de gorduras. Algumas delas são benéficas ao organismo, pois aumentam o HDL, conhecido como "colesterol bom", ao passo que outras são prejudiciais e aumentam o LDL, o "colesterol ruim".

Mesmo que uma gordura seja boa, ela não deve ser consumida exageradamente.

As gorduras são divididas em:

- Gorduras insaturadas, que se dividem em:
  Monoinsaturada (boa)
  Poli-insaturada (boa)
  Gordura trans (ruim)
- Gordura saturada (ruim)

▶ Monoinsaturada e Poli-insaturada

Esses dois tipos de gordura são benéficos para a saúde. A simples atitude de trocar gorduras saturadas por insaturadas é a melhor alternativa para diminuir o colesterol. Além disso, elas atuam na manutenção da integridade das membranas das células e possuem ação antioxidante no organismo. Gorduras são importantes, pois elas são responsáveis por ajudar o organismo a absorver vitaminas A, D, E e K.

Para aproveitar os efeitos positivos, você encontrará gorduras monoinsaturadas nos seguintes alimentos:

- Abacate
- Castanha de caju
- Amendoim
- Óleo de canola
- Óleo de palma
- Azeite de oliva
- Óleo de girassol
- Óleo de gergelim

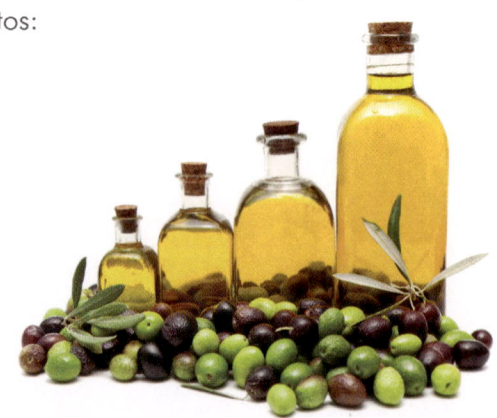

Já a gordura poli-insaturada pode ser encontrada nos alimentos:

- ▶ Peixes e frutos do mar (Ômega-3, 6, 9)
- ▶ Soja
- ▶ Óleo de peixe
- ▶ Grãos
- ▶ Ovos
- ▶ Óleo de milho
- ▶ Óleo de linhaça

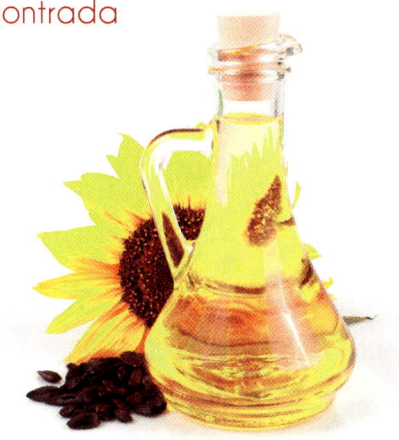

▶ Gordura saturada

Esse tipo de gordura é encontrado em alimentos de origem animal, como carnes gordurosas, bacon e laticínios, mas também está no coco (e derivados) e óleo de dendê. Uma propriedade da gordura saturada é ela ficar sólida em temperatura ambiente.

Seus males são reconhecidos por atingirem as paredes dos vasos sanguíneos, se acumulando e formando placas que as entopem e provocam aterosclerose, aumento do colesterol LDL, obesidade e uma série de problemas no coração.

> "A gordura saturada entope as artérias, provocando uma série de problemas no coração."

Quantidade de gordura saturada nos alimentos:

Alimentos	Gordura saturada por 100 g de alimento
Bacon	10,9 g
Banha de porco	27 g
Bife bovino	3,5 g
Bife de frango	1,3 g
Coco	30 g
Leite	0,9 g
Manteiga	50 g
Queijo parmesão	19,7 g

O ideal é que o consumo de gorduras saturadas não ultrapasse 10% do valor total de calorias com base em uma dieta de 2.000 kcal por dia.

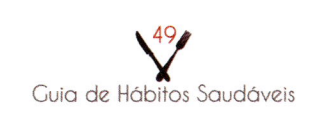

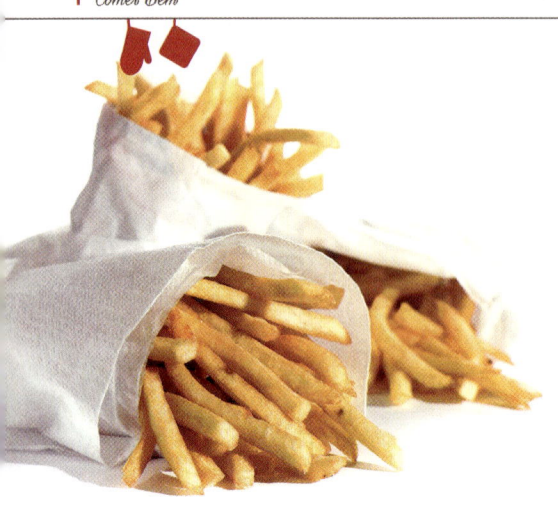

▶ Gordura trans

Esse tipo de gordura é encontrado em produtos industrializados, resultado da hidrogenação de óleos vegetais, processo feito na margarina, por exemplo.

A hidrogenação é usada pela indústria alimentícia devido às vantagens como aumentar a validade dos produtos, substituição de gorduras animais e necessidade de pouca refrigeração. De forma natural, a gordura trans também é encontrada no leite, mas sua quantidade não é significativa.

Envolvida em uma grande polêmica há poucos anos, ficou comprovado que o consumo exagerado de gordura trans eleva muito os riscos de doenças cardíacas. Além disso, ela aumenta o LDL, reduz o HDL e é considerada uma substância que estimula os processos de inflamação no organismo, contribuindo para o aparecimento de diversas doenças como diabetes, doenças do sistema circulatório (AVC, infarto, trombose), obesidade, artrite, artrose e osteoporose.

Devido a todos esses malefícios à saúde, a Agência Nacional de Vigilância Sanitária (ANVISA) determinou a redução de gordura trans nos alimentos e recomenda que não se deva consumir mais do que 2 gramas por dia.

Alguns exemplos de alimentos que contêm gordura trans:

- ▶ Biscoitos (todas as variedades, incluindo os de água e sal)
- ▶ Pipoca de micro-ondas
- ▶ Sorvete de massa
- ▶ Salgadinhos
- ▶ Chocolate ao leite
- ▶ Alimentos de fast-food
- ▶ Margarina
- ▶ Maionese
- ▶ Massa folhada
- ▶ Bolo de caixinha
- ▶ Batata frita congelada (e outros produtos similares)
- ▶ Sopas e cremes industrializados
- ▶ Pratos congelados

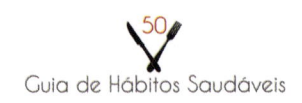

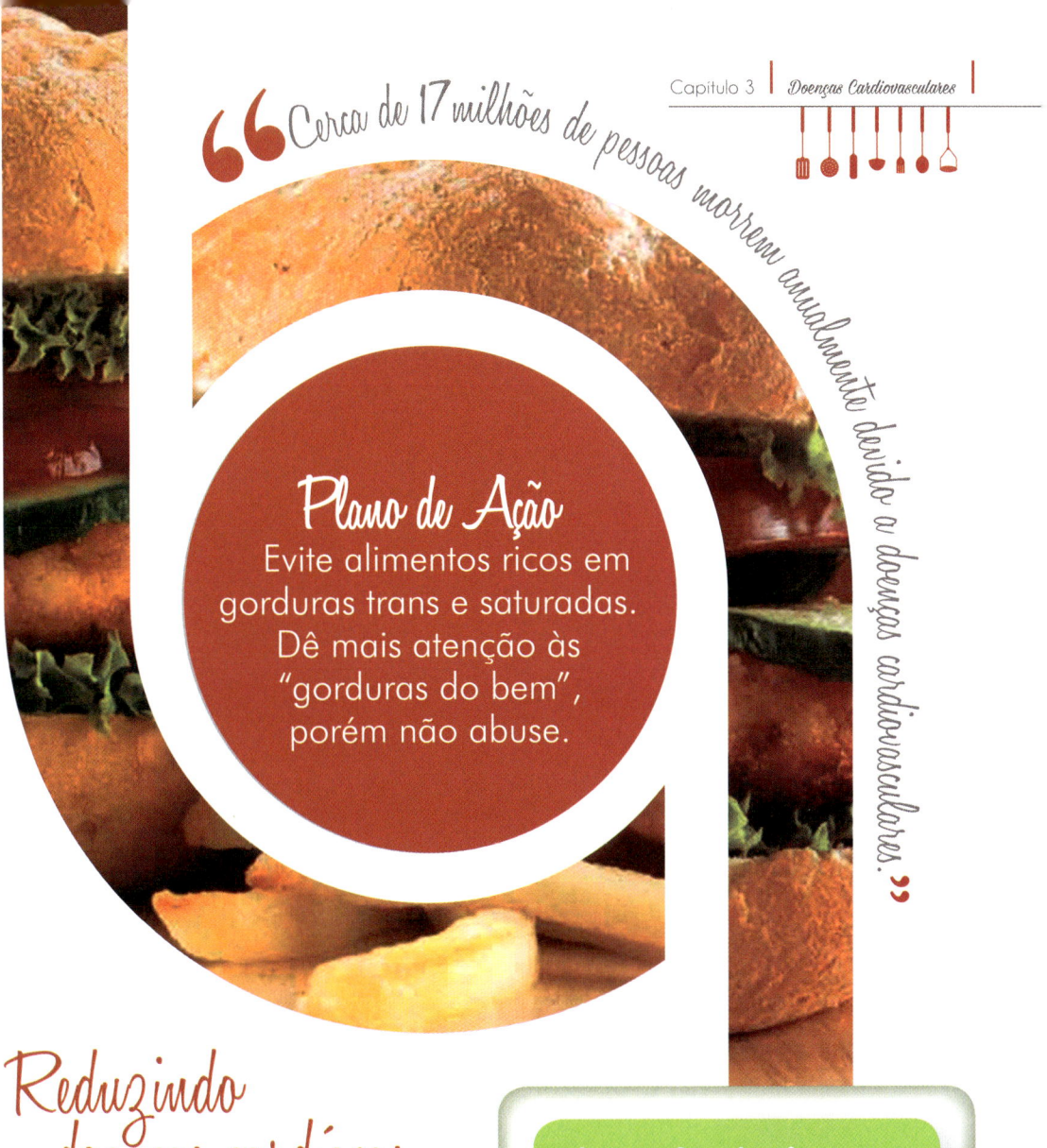

Capítulo 3 | Doenças Cardiovasculares

"Cerca de 17 milhões de pessoas morrem anualmente devido a doenças cardiovasculares."

Plano de Ação
Evite alimentos ricos em gorduras trans e saturadas. Dê mais atenção às "gorduras do bem", porém não abuse.

Reduzindo doenças cardíacas
por meio da comida

De acordo com a Organização Mundial de Saúde (OMS), cerca de 17 milhões de pessoas morrem anualmente em todo o mundo devido a doenças cardiovasculares, grupo que inclui males como a insuficiência cardíaca, infarto, AVC e hipertensão.

Hábito Saudável #10
Cuidado com a gordura

Agora que você conhece todos os tipos de gorduras, deve ficar atento. Independentemente do tipo, gorduras são calóricas e não possuem quantidades significativas de proteínas e carboidratos.

Guia de Hábitos Saudáveis

Ainda de acordo com a organização, uma em cada três mortes no mundo ocorre por falhas no coração, e as principais causas são os maus hábitos alimentares, o estresse e o sedentarismo.

A Associação Americana do Coração sugere que jovens a partir de 20 anos já comecem a tomar medidas preventivas para evitar problemas futuros. Estatisticamente, a maioria das mortes por problemas cardíacos atinge adultos na faixa etária dos 40 anos. Quem já se cuida e pratica atividades físicas, come adequadamente e não fuma tem cerca de 80% menos risco de sofrer algum mal do coração.

▶ Colesterol equilibrado

Existem muitas fórmulas para seguir uma alimentação balanceada, mas uma regra geral que vale ser adotada é diminuir o consumo de gordura animal e açúcares. A OMS estima que uma em cada cinco pessoas no mundo tenha problema de colesterol alto. Esse é um fator determinante para o surgimento de doenças do coração.

A Sociedade Brasileira de Cardiologia recomenda uma série de alimentos que são amigos do coração, ou seja, são capazes de protegê-lo. Veja alguns exemplos:

Amêndoas, castanhas, pistache, nozes e avelãs	Estudos indicam que esses alimentos reduzem até 40% o risco de problemas cardíacos se consumidos como parte de uma dieta balanceada. Todos eles são ricos em gorduras insaturadas, vitamina E, e são também antioxidantes. Seus efeitos positivos só são obtidos em produtos naturais. Quando passam por algum processo industrial, suas características benéficas são reduzidas.
Chocolate	Pesquisadores afirmam que o chocolate preto, com maior porcentagem de cacau, pode reduzir os riscos de infarto e de obstrução dos vasos sanguíneos. Os flavonoides encontrados no chocolate também podem reduzir o colesterol LDL e impedir a arteriosclerose. Procure não comprar produtos que contenham gordura hidrogenada.

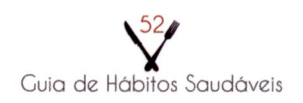

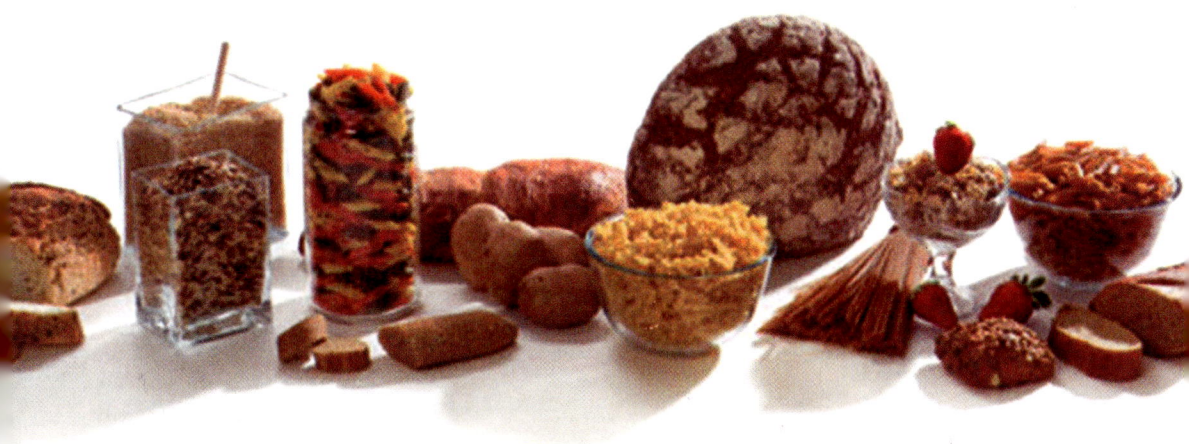

Alho	Se você já usa alho em suas receitas, então já tem um forte aliado do coração à mesa. O alho possui compostos sulfurados; são nutrientes responsáveis pela redução da pressão arterial e do LDL.
Cebola	Outro item muito usado na culinária e que também diminui a formação de placas que obstruem as artérias.
Peixes e frutos do mar	Quem consome peixe duas vezes por semana tem 30% a menos de risco de sofrer um infarto. Isso se dá ao fato de esse alimento ser rico em ômega 3, um nutriente muito conhecido por aumentar o colesterol bom e diminuir o ruim.
Frutas ricas em vitamina C	A vitamina C é um dos antioxidantes mais poderosos. Ela ajuda a reforçar as paredes das artérias e combate a formação de placas de gordura. Ela também é muito recomendada para portadores de insuficiência cardíaca.
Azeite de oliva	O azeite de oliva é um velho aliado do coração. Possui grandes quantidades de gorduras monoinsaturadas e antioxidantes. Pessoas que preferem o azeite a outros óleos correm três vezes menos risco de sofrer problemas cardíacos.

| Comer Bem

"São vários os alimentos que combatem os males do coração."

Vinho tinto	Já faz parte da sabedoria popular que um cálice de vinho tinto durante o almoço e jantar faz bem para a saúde. E essa sabedoria se comprova pela ciência, já que o vinho reduz o LDL graças à uva, rica em flavonoides e antioxidantes.
Abacate	Rico em gorduras monoinsaturadas, ele aumenta o HDL e reduz o LDL. Possui grandes quantidades do aminoácido triptofano, responsável pela sensação de bem-estar. Mas vale dizer que o abacate é calórico e deve ser consumido com parcimônia.
Alimentos ricos em fibras	As fibras, além de importantes para o bom funcionamento do intestino, também promovem a diminuição do colesterol ruim. Podem ser encontradas em uma série de alimentos como feijão, maçã, cereais, aveia, entre outros.
Tomate	O tomate possui licopeno, um antioxidante que reduz o LDL e combate o câncer de próstata. O licopeno também pode ser encontrado em alimentos avermelhados como melancia, cenoura, caqui, pitanga, goiaba, entre outros.
Alimentos ricos em vitaminas do complexo B	Alguns exemplos de alimentos dessa categoria são: banana, vegetais verdes como couve ou espinafre, cereais e ovos. As vitaminas do complexo B são úteis no controle da homocisteína, um aminoácido relacionado a problemas cardíacos. Além disso, trazem outros benefícios como manter a saúde da pele e regular o apetite, por exemplo.

Capítulo 3 | Doenças Cardiovasculares

"O consumo de sal deve ser reduzido ao máximo."

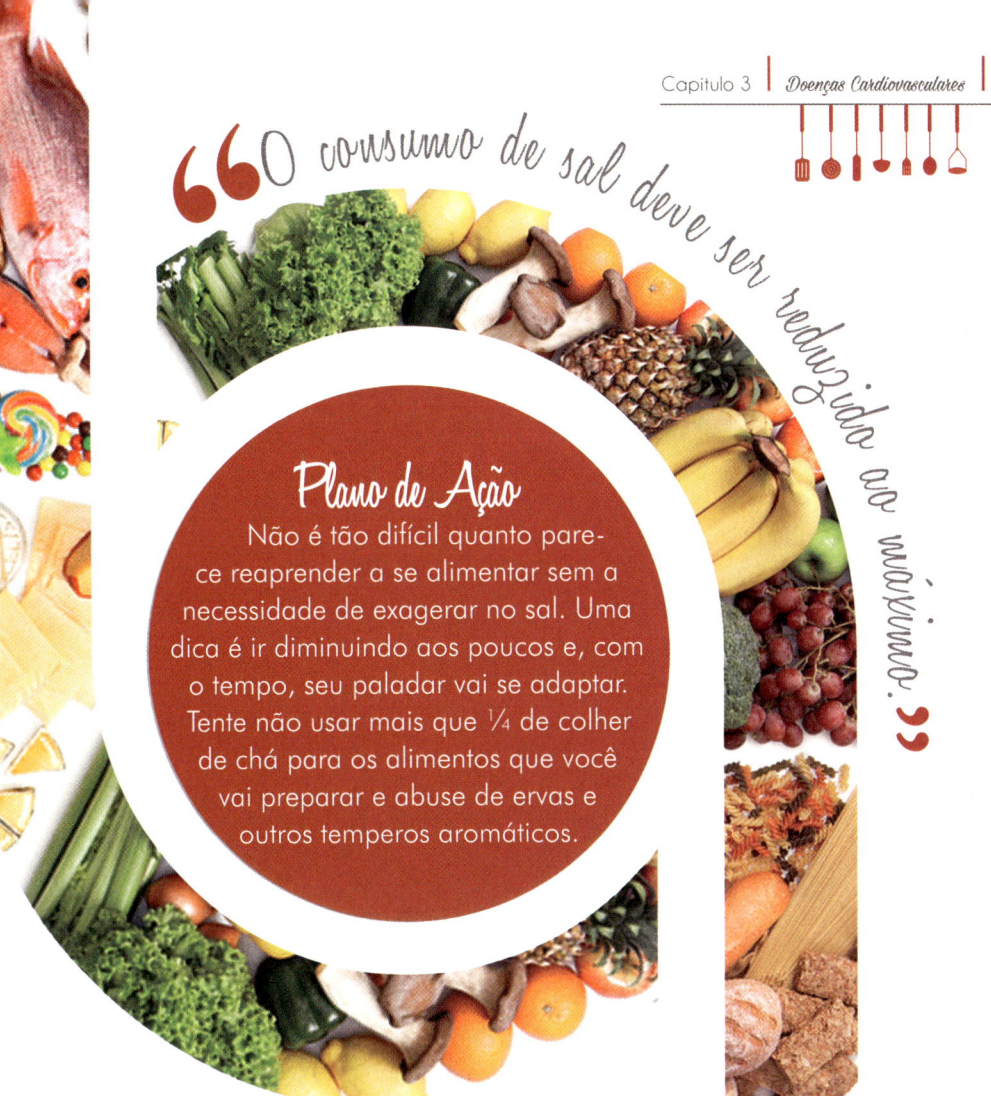

Plano de Ação

Não é tão difícil quanto parece reaprender a se alimentar sem a necessidade de exagerar no sal. Uma dica é ir diminuindo aos poucos e, com o tempo, seu paladar vai se adaptar. Tente não usar mais que ¼ de colher de chá para os alimentos que você vai preparar e abuse de ervas e outros temperos aromáticos.

Menos sal, mais saúde

O que conhecemos popularmente como sal de cozinha, ou apenas sal, é o cloreto de sódio. A principal fonte dessa substância é a água do mar, mas

Hábito Saudável #11
Experimente usar menos sal

Mesmo o que parece benéfico pode ser um veneno. O consumo de sal deve ser o mínimo possível. O recomendado pela Organização Mundial de Saúde é de 5 gramas por dia. Para ter ideia, no Brasil, o consumo per capta é de 12 gramas. Se os brasileiros seguissem a recomendação da OMS, haveria uma diminuição de 15% nas mortes por AVC e 10% por infarto. Além disso, quase dois milhões de pessoas se livrariam de medicamentos para hipertensão e sua expectativa de vida seria aumentada em mais quatro anos.

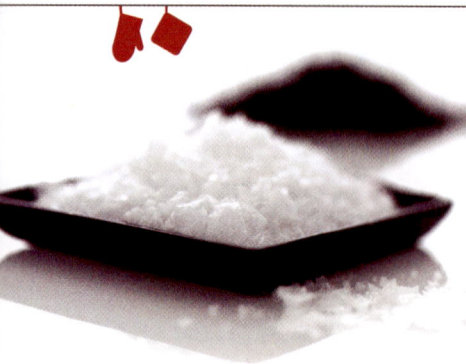

> **"Evite o sal light, que é rico em cloreto de potássio, extremamente agressivo para os rins."**

também pode ser extraído de minas subterrâneas e lagos salgados. Muito usado para realçar o sabor dos alimentos, o sal é essencial para a vida. Sem o sódio, nosso organismo não teria capacidade de transportar nutrientes, oxigênio, transmitir impulsos nervosos ou mover músculos, como o coração. Temos no nosso corpo cerca de 250 gramas de sal, mas o perdemos constantemente pela urina, suor e lágrimas, por isso existe a necessidade de repô-lo.

Veja mais algumas dicas importantes para diminuir o consumo de sal:

- Coma mais alimentos frescos, de preferência preparados por você e abandone refeições pré-prontas.
- Abuse de frutas e vegetais.
- Fique de olho nos rótulos para saber a quantidade de sódio que cada produto contém. Se um determinado produto que você costuma comprar tem muito sódio, troque por um similar.
- Quando for cozinhar, use o mínimo de sal possível. Você pode fazer algumas receitas direcionadas a hipertensos para aproveitar o máximo da refeição sem sal.
- Evite condimentos que contêm muito sal em sua composição, como ketchup, molho shoyu, molhos prontos para salada etc.
- Não se engane com o sal light. Esse tipo contém menos cloreto de sódio, mas é rico em cloreto de potássio, que pode ser agressivo para os rins. Não troque seis por meia dúzia.
- Experimente ervas, pimentas e outros temperos. Por exemplo, manjericão, alecrim, páprica, orégano e cebolinha, todos esses ingredientes podem adicionar ao seu prato um mundo de sabores inexplorados e agradáveis ao paladar.

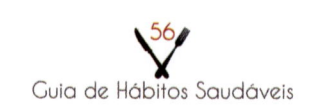

Capítulo 3 | *Doenças Cardiovasculares*

Fique de olho!
Produtos com mais sal do que você imagina

O hábito de ler com atenção os rótulos dos produtos deveria ser frequente, mas não é. É muito importante lê-los com atenção para saber exatamente o que cada um contém e decidir se aquele produto está adequado à sua mesa.

Basicamente, todos os produtos industrializados contêm alguma porcentagem de sódio, por isso é necessário atenção, pois muitos deles contêm mais sódio do que pode parecer. Veja uma lista com 40 produtos e a quantidade de sódio de cada um:

Alimento	Porção	Sódio
Caldo de carne	9 g	1.974 mg
Caldo de galinha	9 g	1.958 mg
Macarrão instantâneo	85 g	1.900 mg
Macarrão instantâneo em copo	64 g	1.860 mg
Lasanha congelada	325 g	1.730 mg
Biscoito de polvilho	105 g	1.421 mg
Tempero para arroz	5 g	940 mg
Tempero para feijão	5 g	935 mg
Nuggets de frango	130 g	740 mg
Hambúrguer de carne	80 g	583 mg
Hambúrguer de frango	80 g	420 mg
Batata chips	50 g	308 mg
Bacon	20 g	384 mg
Queijo parmesão	30 g	553 mg

Pão francês	50 g	320 mg
Pão de forma	50 g	150 mg
Bolacha de água e sal	30 g	223 mg
Cereal matinal tradicional	30 g	176 mg
Bolacha de maisena	30 g	89 mg
Queijo muçarela	30 g	174 mg
Bolacha wafer de morango	30 g	36 mg
Leite integral	200 ml	130 mg
Leite desnatado	200 ml	130 mg
Achocolatado pronto	200 ml	130 mg
Achocolatado em pó	30 g	42 mg
Iogurte natural	200 g	128 mg
Maionese	12 g	126 mg
Ketchup	12 g	89 mg
Suco em pó	30 g	34 mg
Leite em pó	26 g	105 mg
Queijo ralado	10 g	100 mg
Isotônico	200 ml	92 mg
Granola tradicional	40 g	78 mg
Espaguete	80 g	20 mg
Água de coco	330 ml	66 mg
Castanha de caju	15 g	36 mg
Amendoim torrado	15 g	103 mg
Refrigerante tipo cola	200 ml	10 mg
Energético	250 ml	100 mg
Margarina	10 g	60 mg

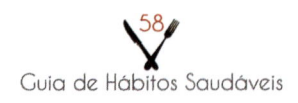

A gordura do bem

A palavra gordura é quase um sinônimo de algo ruim quando se trata de alimentação, mas não é bem assim. Como você já viu até agora, existem algumas gorduras "do bem", entre elas estão o ômega 3 e ômega 6. Essas gorduras poli-insaturadas são consideradas essenciais, já que não são produzidas pelo nosso organismo.

Um dos benefícios do ômega 3 e do 6 é que são poderosos redutores de triglicérides, responsáveis por problemas de saúde, incluindo o desenvolvimento de pancreatite e doenças do coração. Além desse benefício, eles reduzem os danos a vasos sanguíneos, diminuem o colesterol LDL, regulam a temperatura do corpo, a perda de líquidos e auxiliam o sistema imunológico. A Sociedade Brasileira de Alimentação e Nutrição (SBAN) recomenda que a ingestão dessas gorduras varie no máximo entre 20% a 30% na dieta. É valido salientar que a OMS não recomenda o uso de suplementos do complexo ômega para pessoas saudáveis. A ingestão mínima diária dessa gordura já é atingida facilmente apenas fazendo uso de óleo de soja, por exemplo.

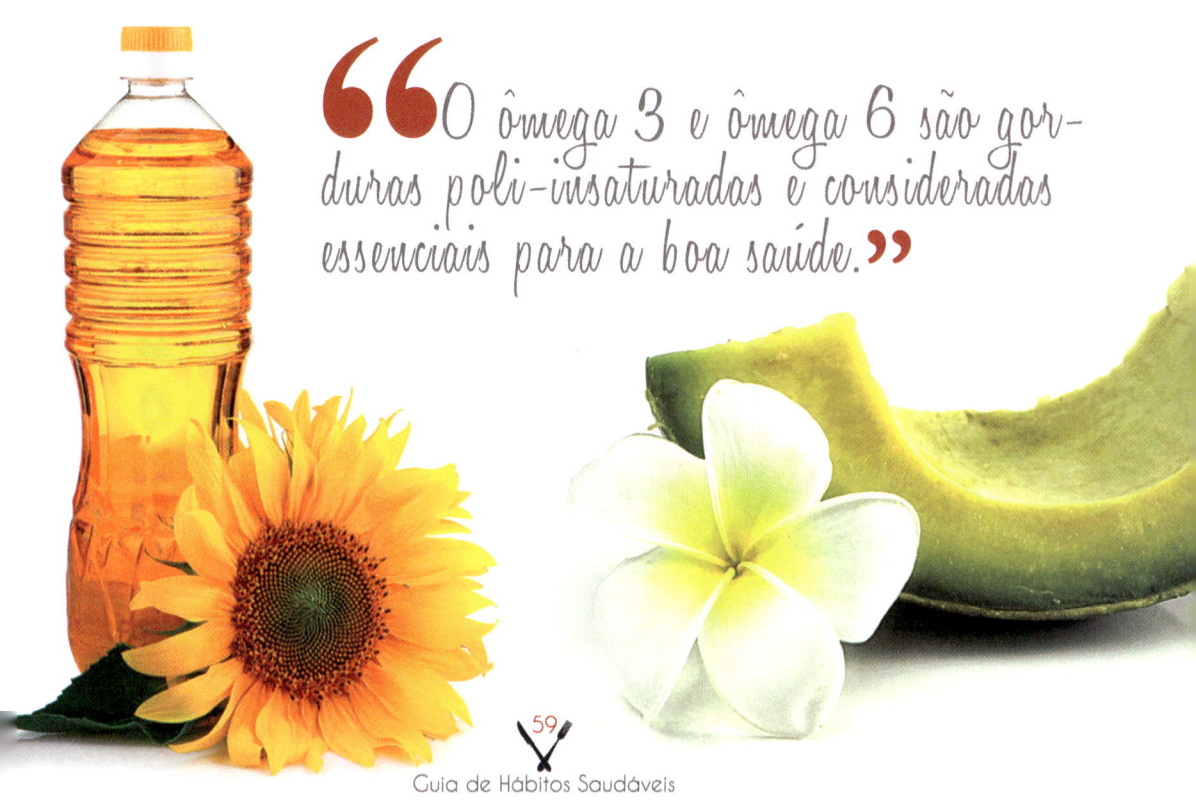

> "O ômega 3 e ômega 6 são gorduras poli-insaturadas e consideradas essenciais para a boa saúde."

Entre as fontes naturais em que ômega 3 e 6 são encontrados estão:

- Peixes como sardinha, salmão, atum e anchova
- Frutos do mar
- Óleos vegetais como canola, soja, milho, girassol e linhaça
- Leite
- Ovos
- Carne animal
- Nozes

Uma opção ao salmão – que costuma ser mais caro – são os peixes mais comuns à sua região. Alguns exemplos de peixes são: linguado, pescada, cavala, sardinha, arenque e robalo. É importante dizer que os melhores peixes são os pescados. Peixes criados especificamente para a venda são tratados com hormônios e outras substâncias que comprometem seu valor nutricional.

> *Peixes oriundos de criadouros são tratados com substâncias que comprometem seu valor nutricional.*

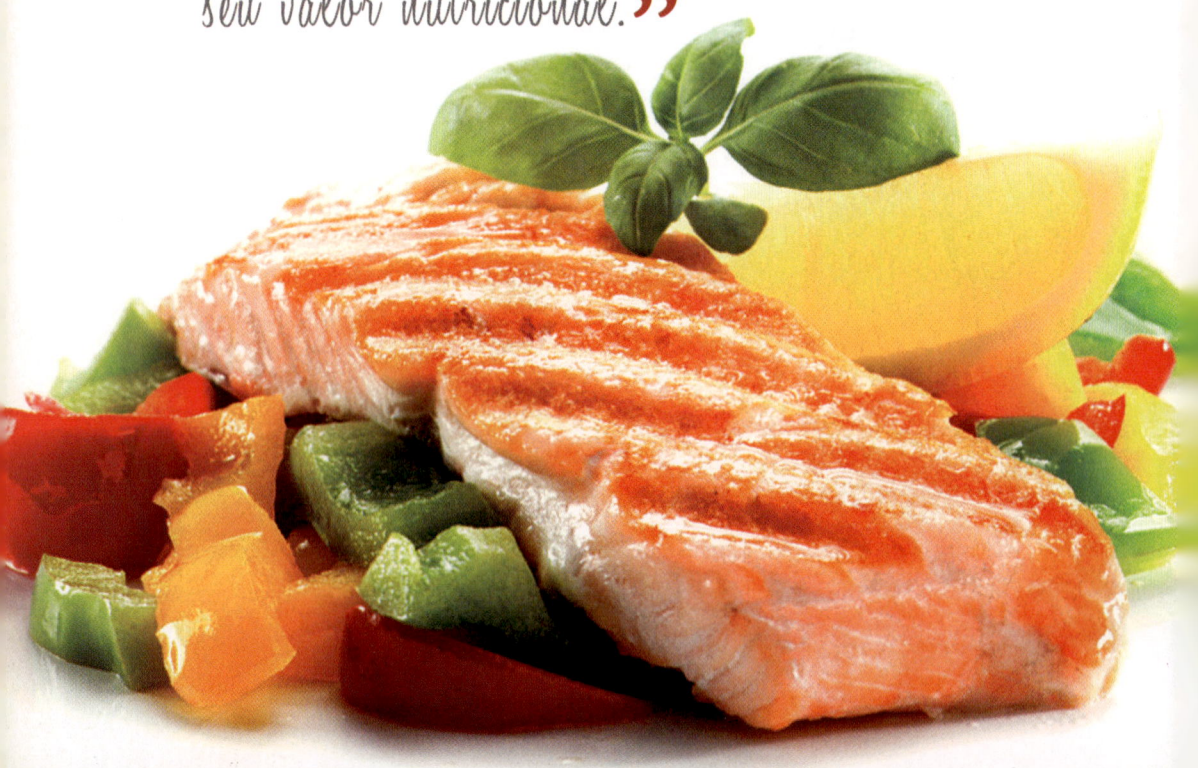

Capítulo 4

Osteoporose e Câncer

São muitos os alimentos que auxiliam no combate ao câncer e à osteoporose, entre eles a soja, os vegetais folhosos, o leite, as nozes e os peixes.

Comer Bem

O que é osteoporose?

A osteoporose é uma doença metabólica que atinge todos os ossos do corpo. A prevalência da doença aumenta a cada ano e atinge principalmente pessoas na faixa etária dos 50 aos 60 anos. As mulheres também são as mais afetadas, sendo a proporção de seis mulheres para um homem. E aproximadamente uma em cada três mulheres sofrerá algum tipo de fratura em decorrência da doença. Como qualquer outra parte do nosso corpo, os ossos são uma estrutura viva que precisa ser saudável. Como a pele, por exemplo, os ossos se "refazem" conforme há desgaste.

Saiba agora quais alimentos podem ser úteis para fortalecer os ossos e combater essa doença:

▸ Soja

Rica em isoflavona, substância que permite que os ossos absorvam mais facilmente minerais como o cálcio. A isoflavona é muito parecida com o hormônio feminino estrógeno, por isso é recomendada a mulheres que entraram ou já estão na menopausa e têm sua produção de estrógeno reduzida, um protetor natural contra a osteoporose.

**Hábito Saudável # 12
Atenção ao que come**

A osteoporose se instala quando o corpo para de renovar os ossos, deixando-os mais frágeis e sujeitos à quebra. Normalmente o problema é silencioso e avança sem dar muitos sinais, até que aconteça algo mais grave, como uma fratura.

Só no Brasil, existem aproximadamente seis milhões de pessoas com a doença. No entanto, existem certos cuidados que podem ser tomados para evitar esse mal.

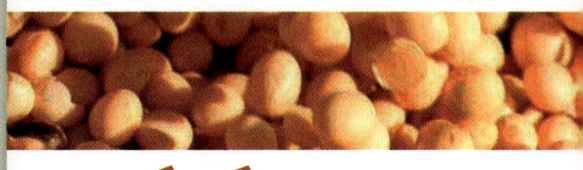

"*A isoflavona, substância encontrada na soja, é um protetor natural contra a osteoporose.*"

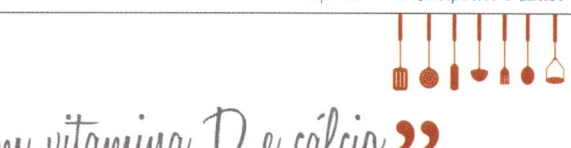

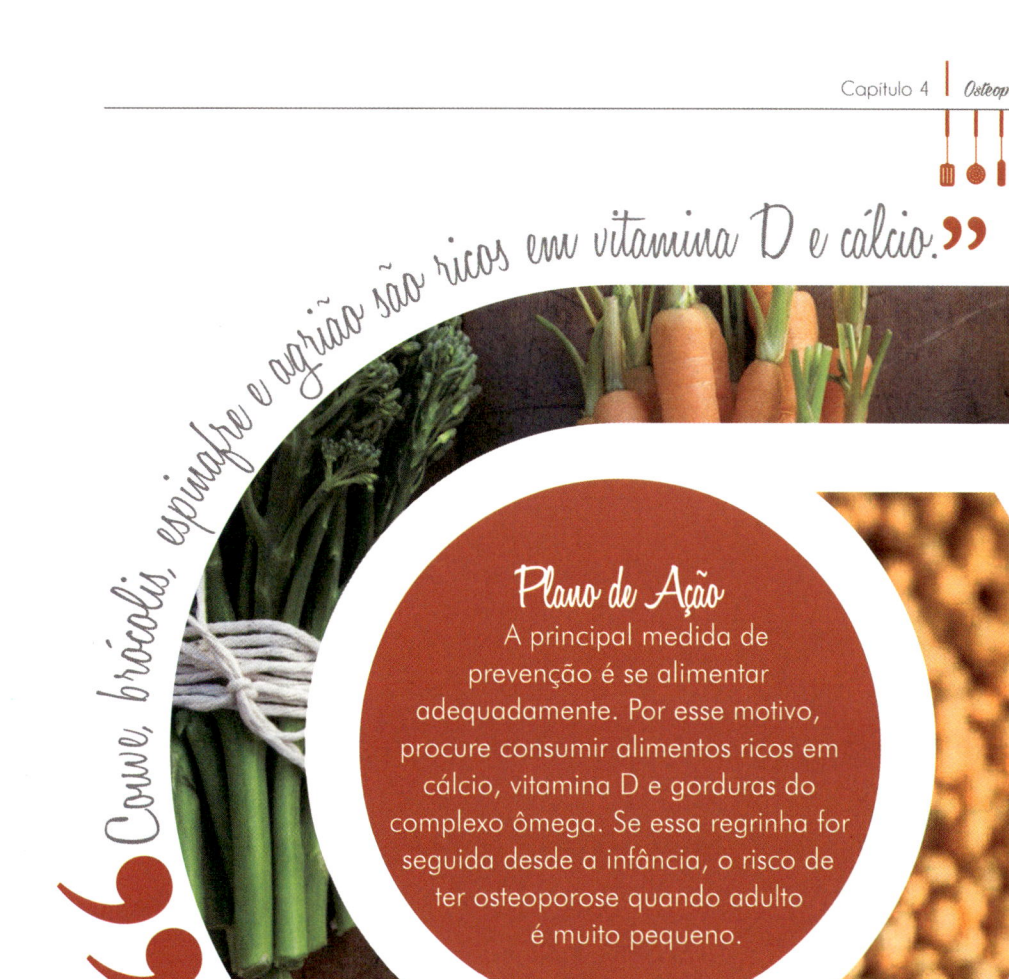

Capítulo 4 | Osteoporose e Câncer

"Couve, brócolis, espinafre e agrião são ricos em vitamina D e cálcio."

Plano de Ação

A principal medida de prevenção é se alimentar adequadamente. Por esse motivo, procure consumir alimentos ricos em cálcio, vitamina D e gorduras do complexo ômega. Se essa regrinha for seguida desde a infância, o risco de ter osteoporose quando adulto é muito pequeno.

▸ Vegetais folhosos

Escolha preferencialmente os verdes como brócolis, couve, espinafre e agrião. Eles são todos ricos em vitamina D e cálcio. Pesquisas feitas na Universidade de Berna, na Suíça, concluíram que a alimentação rica nesses vegetais aumenta a densidade óssea em até 3%, deixando-os mais fortes ao longo de toda a vida.

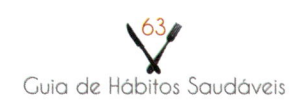

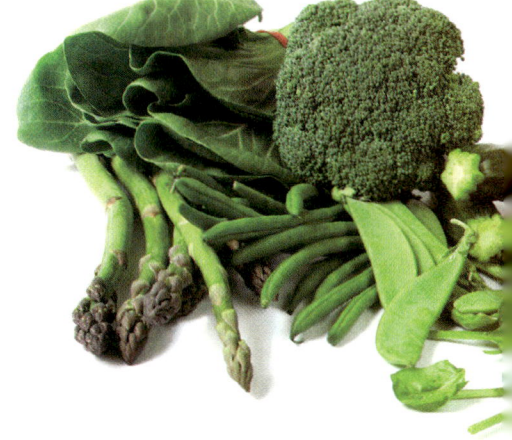

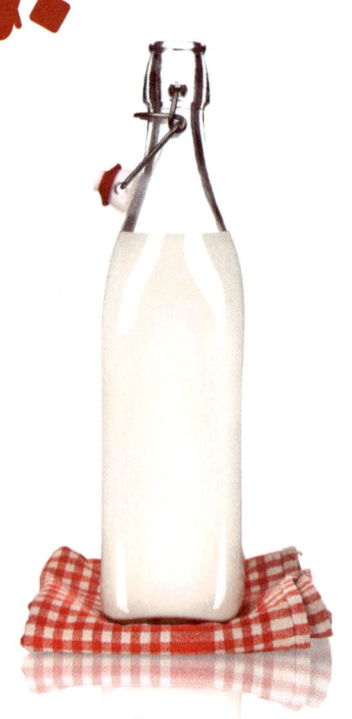

Leite

De todos os alimentos ricos em cálcio, o leite é o campeão, é a fonte principal desse mineral. O Ministério da Saúde aconselha que um adulto com menos de 50 anos consuma até 1.000 mg de cálcio diariamente. Esse número sobe para 1.200 mg acima dos 50 anos. Um copo de leite (200 ml) contém cerca de 300 mg de cálcio. Para pessoas que têm intolerância à lactose ou alergia à proteína do leite, recomenda-se abusar de outros alimentos ricos em cálcio ou o uso de suplementos.

Alguns derivados do leite são igualmente potentes, como o iogurte, por exemplo. Alguns tipos têm tanto cálcio quanto vitamina D.

Peixes

A sardinha, além de ser uma alternativa barata, é rica em ômega 3, vitamina D e cálcio. Três sardinhas podem conferir a mesma quantidade de cálcio que um copo de leite. Além dela, outros peixes, como o salmão, atum e a truta, também são ricos nesses nutrientes.

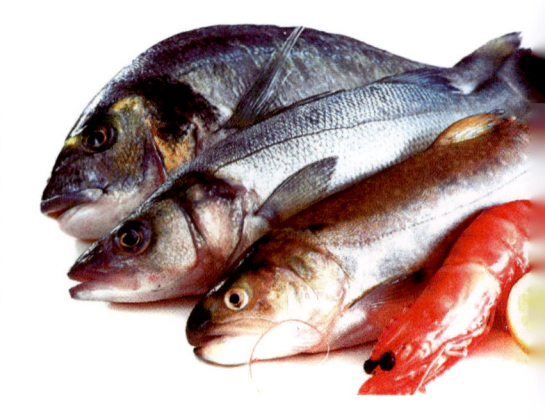

Nozes

Castanhas, pistache, amêndoas e outros têm muito ômega 3 e cálcio. São perfeitos para um lanche ou para um petisco com os amigos e ainda protegem a saúde dos ossos.

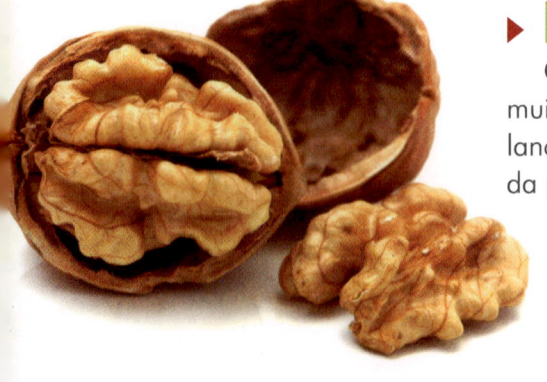

▶ Linhaça

O sal em excesso faz com que os ossos percam cálcio mais facilmente. O consumo de linhaça em sua dieta fará com que os rins eliminem o sal com maior eficiência, garantindo as reservas de cálcio. Além disso, também possui ômega 3.

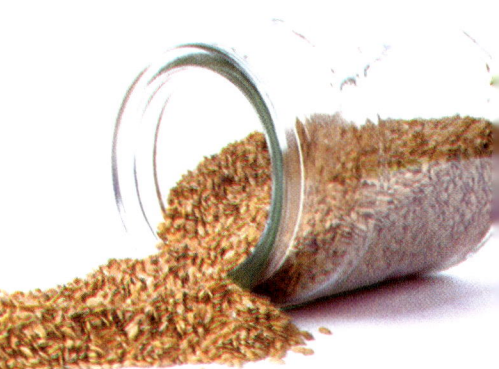

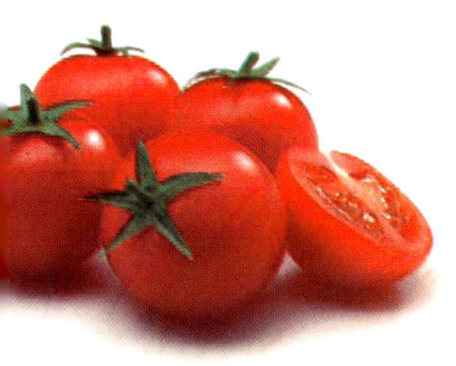

▶ Tomate

O tomate é um santo remédio quando se trata de suas poderosas substâncias. Entre elas encontramos ferro, potássio, manganês, minerais importantes para a formação dos ossos. No tomate existe ainda vitaminas A e C e licopeno, que previne o câncer.

Com o consumo desses alimentos e a prática de exercícios físicos, seus ossos ficarão saudáveis para a vida inteira.

Sol na medida

Passear pela praia ou pelo parque aproveitando o sol da manhã é uma delícia, não é verdade? Além de uma atividade gostosa, traz verdadeiros benefícios para a saúde. E não é apenas pela atividade física, e sim pelo sol. Ele é uma das principais fontes de vitamina D, importante para a prevenção de osteoporose. Essa vitamina é produzida pelo organismo naturalmente assim que nossa pele é exposta aos raios UVB.

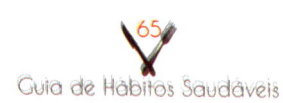

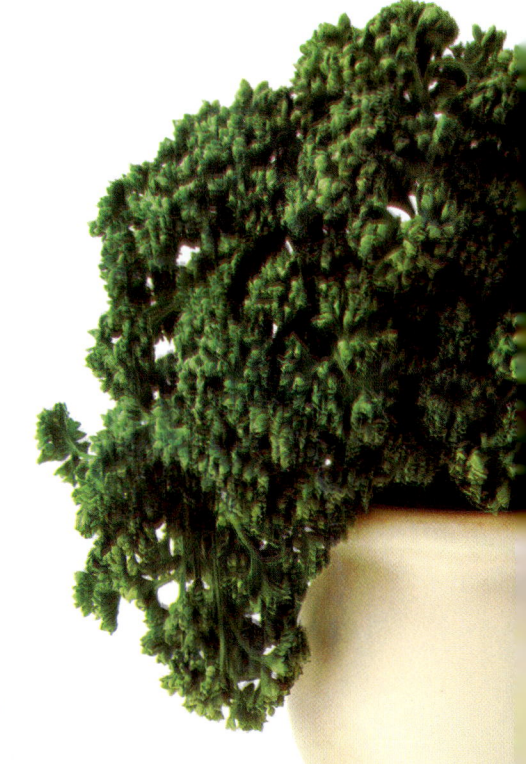

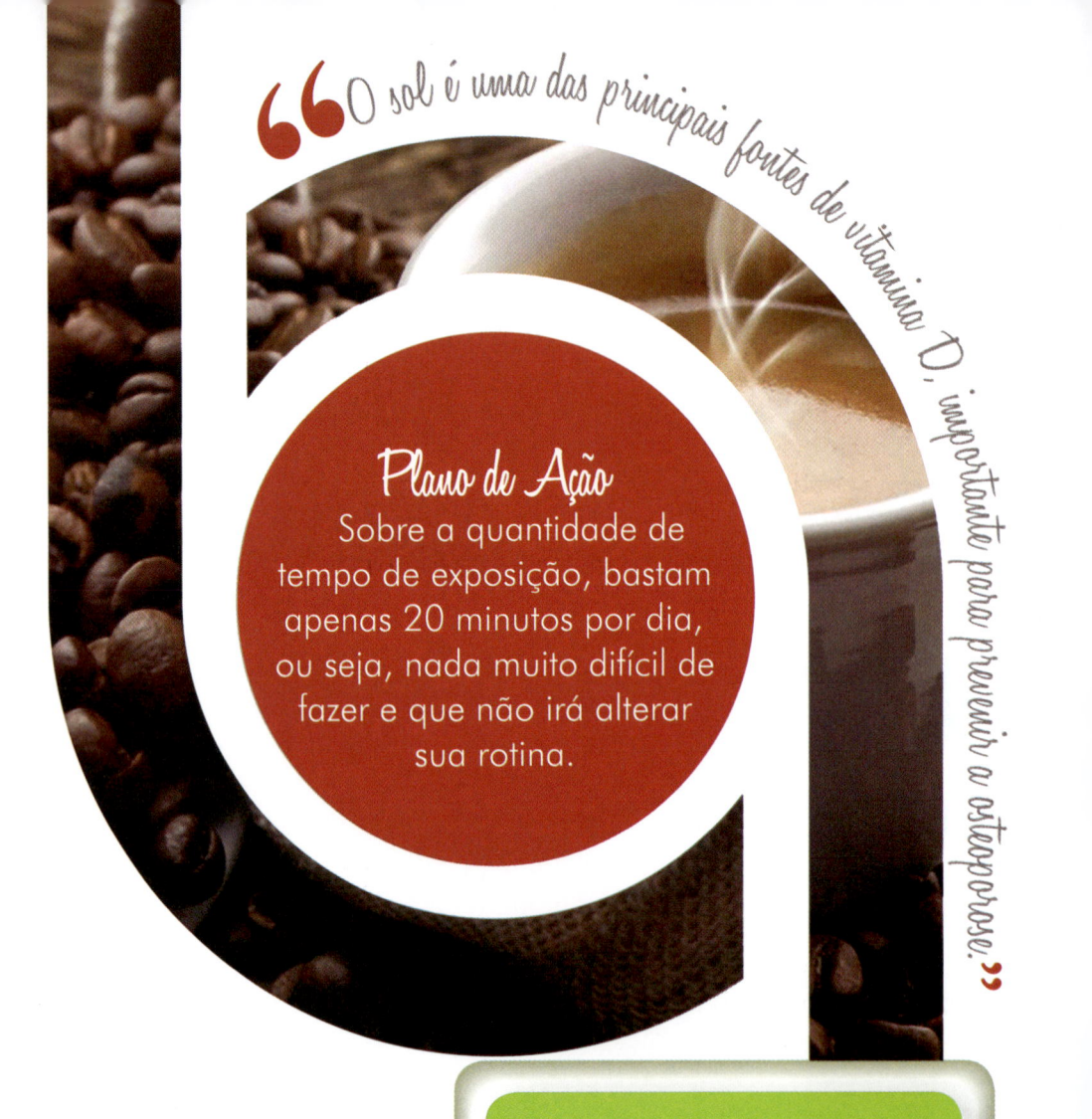

> "O sol é uma das principais fontes de vitamina D, importante para prevenir a osteoporose."

Plano de Ação

Sobre a quantidade de tempo de exposição, bastam apenas 20 minutos por dia, ou seja, nada muito difícil de fazer e que não irá alterar sua rotina.

> "Bastam 20 minutos de exposição diária ao sol para obter a quantidade ideal de vitamina D."

Hábito Saudável #13
Vai para a rua!

No Brasil, com seu clima tropical e sol na maior parte do ano, absorver um pouquinho dos seus raios é fácil. Problemas de osteoporose relacionados à ausência de sol geralmente são maiores em países de clima frio ou em idosos que têm baixa ou nenhuma exposição ao sol.

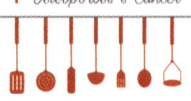

Esse benefício do sol não é cumulativo, logo é necessário esse banho de sol frequentemente. Nesse tempo, procure ficar sob o sol da manhã (antes das 10 horas), que é menos prejudicial, e não use bloqueador solar.

Além da osteoporose, o sol pode fazer milagres em relação a doenças como vitiligo, dermatite, psoríase e depressão. Esses poucos minutos ao sol têm a capacidade de controlar esses distúrbios e ainda melhorar a absorção de cálcio, reduzir o risco de câncer e do diabetes tipo 2.

Diversos estudos comprovam a importância da vitamina D como aliada contra uma série de males, fazendo do sol um bom amigo da saúde.

Cafeína prejudica os ossos?

Muito já se discutiu sobre o papel da cafeína na alimentação. Até pouco tempo ela era tida como a maior vilã em relação à osteoporose. No entanto, com o aumento de pesquisas e estudos relacionados à cafeína, mostrou-se que ela não é tão má quanto se pensava, mas ainda existem questões que precisam de resposta na relação cafeína/osteoporose.

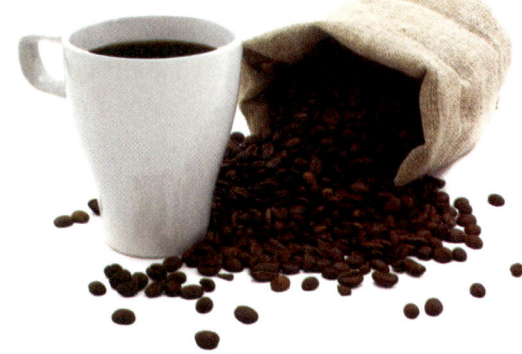

O que alguns estudos mostraram é que refrigerantes de cola e o café têm, sim, alguma influência na perda óssea feminina. O curioso é que chás, mesmo contendo cafeína, não surtem o mesmo efeito negativo. No caso dos homens, nenhuma bebida à base de cafeína tem qualquer relação com perda de massa óssea. Perante essas questões, pesquisadores da Universidade de Cleveland, nos EUA, compilaram algumas informações que podem ajudar a avaliar os riscos antes que se possa dizer que a cafeína precisa ser retirada da dieta.

▶ Pesquisas inconclusivas

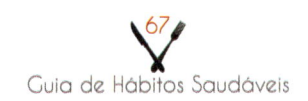

A primeira etapa para entender a confusão acerca do tema é justamente compreender melhor o tipo de pesquisa que está sendo feita. O que essas pesquisas têm apontado até o momento é que a relação da cafeína com a perda óssea seria casual, sem um mecanismo que fizesse uma ligação direta entre elas, ou seja, isso pode levar a diversas conclusões possíveis. Um exemplo é de uma linha de pesquisadores que acreditam que, na verdade, seria a falta de consumo de alimentos ricos em cálcio o que causa a osteoporose em pessoas que consomem muita cafeína.

Por outro lado, especula-se que a presença de ácido fosfórico nos refrigerantes de cola poderiam ser a causa. O excesso dessa substância impede que o corpo manipule adequadamente o cálcio.

De qualquer forma, como ainda não existe uma explicação definitiva para o que acontece, mesmo tendo em mente que a cafeína de chás não afeta os ossos, o conselho é que se consuma café moderadamente.

▶ Beba com moderação

Apesar de os estudos serem contraditórios, alguns dizem que o consumo de café pode ter efeitos negativos se for maior que três xícaras diárias e se a reposição de cálcio for abaixo de 800 mg por dia.

Muitos outros fatores têm de ser levados em consideração no surgimento da osteoporose, como a carência de minerais e vitaminas, além da idade, sexo, atividade física, fumo, uso de álcool e medicamentos, entre outros.

De todos os alimentos que contêm cafeína, é no café que se encontra a maior concentração da substância. Uma xícara contém, em média, cerca de 100 mg de cafeína. A mesma quantidade de refrigerante tem 40 mg. Por ser um estimulante, o consumo excessivo de cafeína pode levar a outros males, como insônia, irritabilidade e ansiedade. Uma recente pesquisa feita na Universidade de Michigan, nos EUA, considerou que o consumo de 4,5 mg por quilo por adultos saudáveis não tem qualquer efeito negativo. De forma geral, você não precisa abolir o cafezinho, apenas procure não o ingerir em excesso e sua saúde permanecerá em dia.

Principais alimentos que contêm cafeína:

▶ **Café – xícara de 150 ml**
- Café coado .... de 90 a 150 mg
- Café instantâneo .... de 65 a 120 mg
- Café expresso .... de 45 a 80 mg
- Café descafeinado .... de 2 a 5 mg

▶ **Chá – xícara de 200 ml**
- Chá-mate .... de 20 a 35 mg

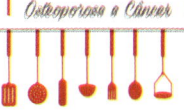

Chá-verde .... de 25 a 40 mg
Chá-preto .... de 15 a 65 mg

▶ **Refrigerante – copo de 350 ml**
Tipo cola .... de 30 a 40 mg
Tipo cola zero .... de 30 a 35 mg
Guaraná .... de 2 a 4 mg
Guaraná zero .... de 4 a 5 mg

▶ **Chocolate**
1 xícara de cacau em pó .... de 5 a 50 mg
100 g de chocolate ao leite .... de 5 a 35 mg
100 g de chocolate amargo .... de 20 a 75 mg

▶ **Bebidas energéticas – copo de 250 ml**
Existem diversas marcas no mercado, mas todas têm de 35 a 80 mg.

▶ **Achocolatados prontos – copo de 250 ml**
Achocolatado comum .... de 4 a 6 mg
Achocolatado meio amargo .... de 15 a 25 mg

▶ **Medicamentos – 1 comprimido**
Dorflex .... 50 mg
Neosaldina .... 30 mg
Torsilax .... 30 mg
Doril .... 30 mg
Tandrilax .... 30 mg
Benegrip .... 30 mg
Engov .... 50 mg

Todas as medidas podem variar de acordo com o fabricante e recomenda-se sempre ficar atento aos rótulos do produto antes da compra.

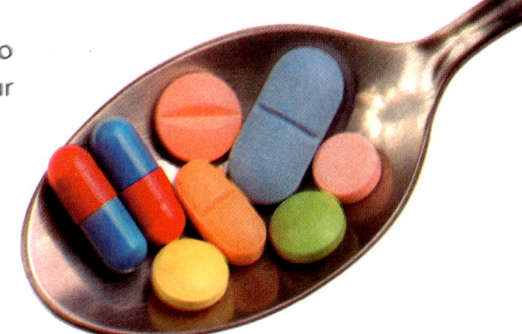

Câncer
o mal do século

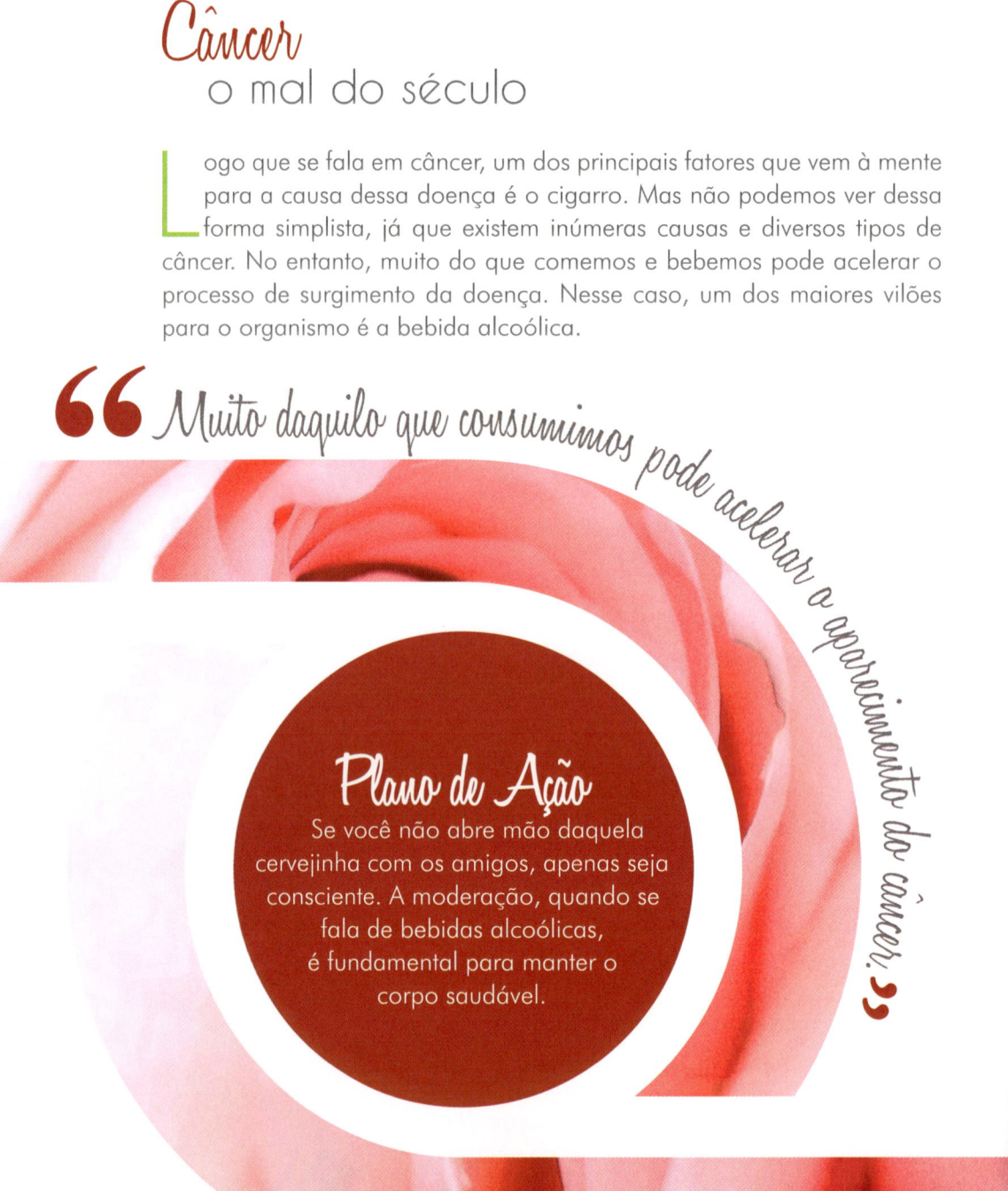

Logo que se fala em câncer, um dos principais fatores que vem à mente para a causa dessa doença é o cigarro. Mas não podemos ver dessa forma simplista, já que existem inúmeras causas e diversos tipos de câncer. No entanto, muito do que comemos e bebemos pode acelerar o processo de surgimento da doença. Nesse caso, um dos maiores vilões para o organismo é a bebida alcoólica.

> *Muito daquilo que consumimos pode acelerar o aparecimento do câncer.*

Plano de Ação
Se você não abre mão daquela cervejinha com os amigos, apenas seja consciente. A moderação, quando se fala de bebidas alcoólicas, é fundamental para manter o corpo saudável.

Cientistas da Cancer Prevention and Research Institute (CPRI), na Itália, observaram 2.272 alcoólatras, homens e mulheres, todos acima dos 40 anos e que receberam tratamento ao longo de 15 anos. O estudo concluiu que pessoas que consomem até duas doses de bebida alcoólica por dia dobram os riscos de sofrer de doenças como diabetes, infecções, doenças do coração, respiratórias, digestivas e do sistema imunológico se comparadas a pessoas que não bebem.

Os cientistas da CPRI afirmam que o álcool impede o bom funcionamento de diversos órgãos, o que compromete qualquer prevenção ao câncer. Outro aspecto que implica ainda mais risco à saúde é o hábito de fumar e a má alimentação.

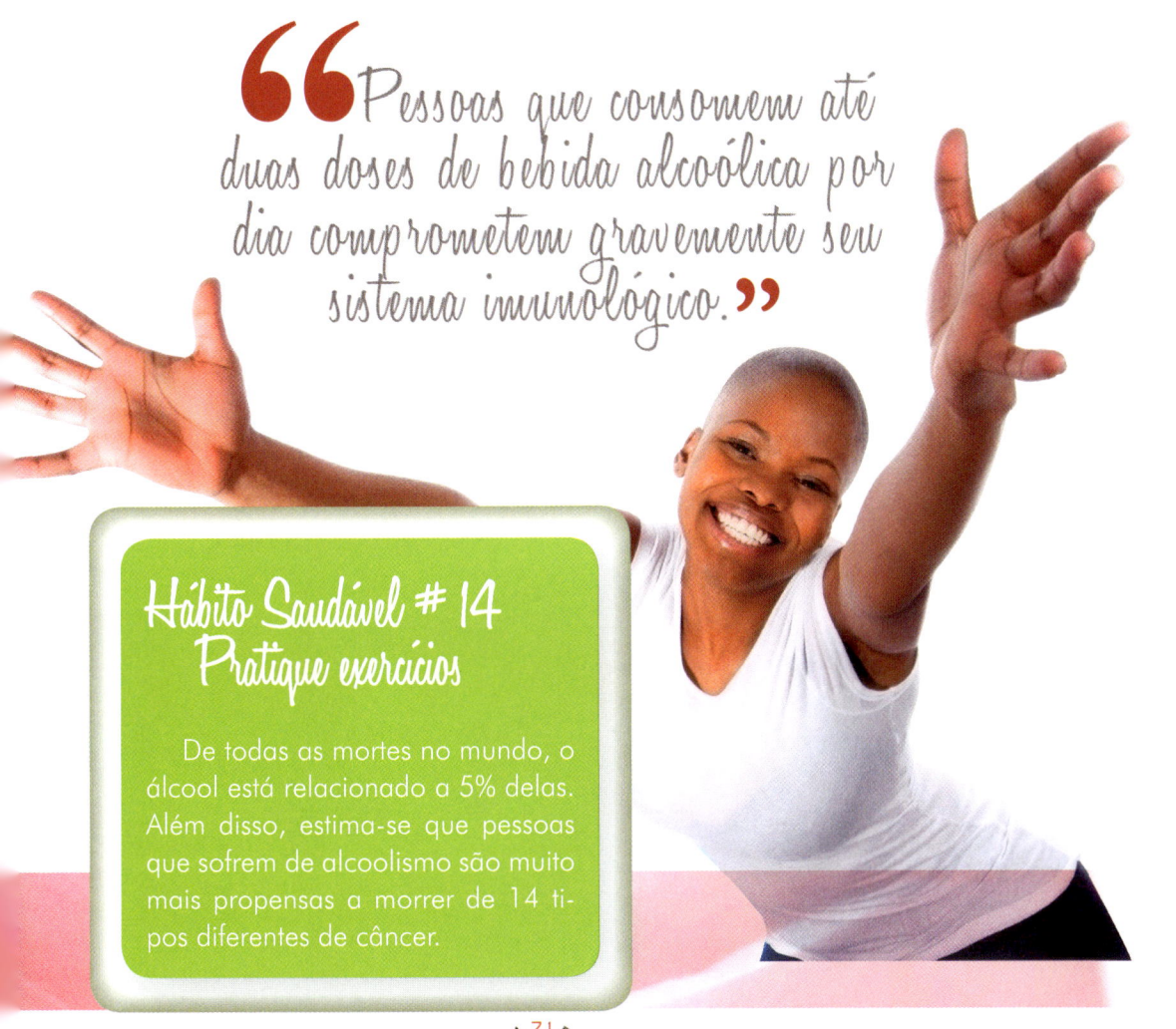

> “Pessoas que consomem até duas doses de bebida alcoólica por dia comprometem gravemente seu sistema imunológico.”

Hábito Saudável #14
Pratique exercícios

De todas as mortes no mundo, o álcool está relacionado a 5% delas. Além disso, estima-se que pessoas que sofrem de alcoolismo são muito mais propensas a morrer de 14 tipos diferentes de câncer.

A importância dos alimentos
no combate ao câncer

De todas as medidas preventivas contra o câncer, a alimentação é a principal. Por ser uma doença multifatorial, ou seja, ter várias causas, algumas estão mais relacionadas com o hábito de fumar, álcool, obesidade, sedentarismo e alimentação inadequada. Quando nos conscientizamos de que é necessária uma mudança para hábitos mais saudáveis, o câncer pode ser prevenido com mais eficácia. Por isso, diversas pesquisas médicas são feitas com o intuito de entender melhor as propriedades de alguns alimentos e como eles podem contribuir para combater essa doença.

Na tabela a seguir você verá alguns exemplos de alimentos que são benéficos à saúde e suas propriedades nutracêuticas, ou seja, substâncias que têm eficácia comprovada na prevenção ao câncer:

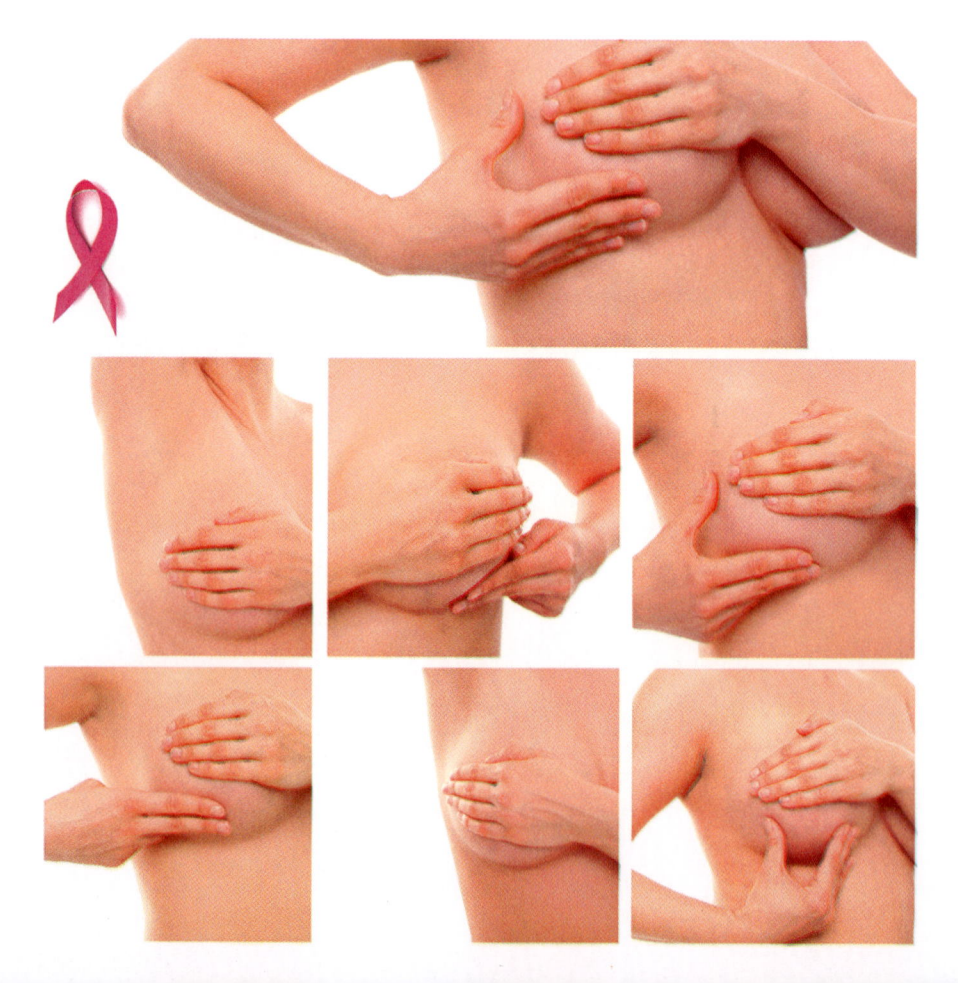

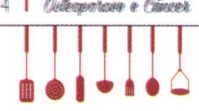

Componente nutracêutico	Alimento
Licopeno	Tomate, melancia, goiaba, morango
Compostos organossulfúricos	Cebolas, alho, alho-porró
Quercetina	Cebola, uvas vermelhas, frutas cítricas, brócolis
Capsaicina	Pimenta
Luteína	Espinafre
Fitoestrógeno	Soja
Resveratrol	Uvas vermelhas e seus derivados
Vitamina C	Abacaxi, laranja, acerola, maracujá
Betacaroteno	Caqui, mamão, manga, cenoura, abóbora
Catequinas	Chás variados
Gingerol	Gengibre
Ácido fólico	Aspargo
Sulforafano	Brócolis, couve-flor, couve, rabanete
Ômega 3	Peixes em geral
Selênio	Castanha-do-pará
Bactérias bifidus e lactobacilos	Iogurtes
Ácido elágico	Morango
Isoflavona	Soja e tofu
Curcumina	Açafrão

É chamado de quimioprevenção o uso de substâncias naturais ou sintéticas para combater ou prevenir o avanço de diversos tipos de câncer.

Os estudos sobre os efeitos de substâncias nutracêuticas são contínuos e a cada dia revelam mais sobre como determinados alimentos podem agir favoravelmente no combate a diversas doenças, entre elas o câncer.

Estudos recentes mostram que essas substâncias têm alta capacidade de reduzir o desenvolvimento do câncer, diminuem os efeitos adversos da quimioterapia e radioterapia, diminuem a perda de massa muscular e gordura em decorrência da doença, além de induzirem a morte de células cancerígenas.

Existem ainda outras pesquisas que indicam o consumo de carne vermelha como um grande fator de risco para o surgimento de alguns tipos de câncer, mas isso não deve ser levado ao pé da letra, já que a doença pode ter muitas causas. A Organização Mundial da Saúde recomenda que não sejam ingeridos mais do que 300 gramas de carne vermelha por semana, e que sejam evitadas as carnes processadas como embutidos, por exemplo. O ideal é que haja o consumo de carnes brancas e peixes.

De qualquer forma, o mais importante é manter uma vida saudável, com alimentação equilibrada e rica em frutas e vegetais, prática de atividades físicas, muita água e evitar excessos.

▶ Prevenção é fundamental

Bastam algumas mudanças nos nossos hábitos alimentares para que o risco do câncer fique bem longe. Adotar uma alimentação saudável não previne apenas essa doença, mas uma série de outros males. Esses bons hábitos, se adquiridos desde a infância, podem trazer ganhos futuros imensos para a saúde. Um fator que deve ser observado sempre é o aumento do peso e da circunferência da cintura. Para ter maior controle, existe o Índice de Massa Corporal (IMC). Para ter ideia, o IMC de um adulto deve girar em torno dos 17 e 24,99 kg/m2. Números maiores que esses indicam que a obesidade já é um problema.

Para calcular o seu IMC basta dividir seu peso (em quilogramas) pela altura (em metros) ao quadrado. Por exemplo, se você pesa 70 kg e mede 1,70m, a fórmula para o cálculo ficará dessa forma:

- ▶ IMC = 70 ÷ $1,70^2$
- ▶ IMC = 70 ÷ 2,89
- ▶ IMC = 24,22

De acordo com a tabela de IMC, você está no seu peso ideal.

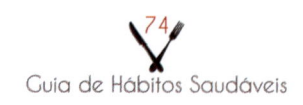

Capítulo 4 | Osteoporose e Câncer

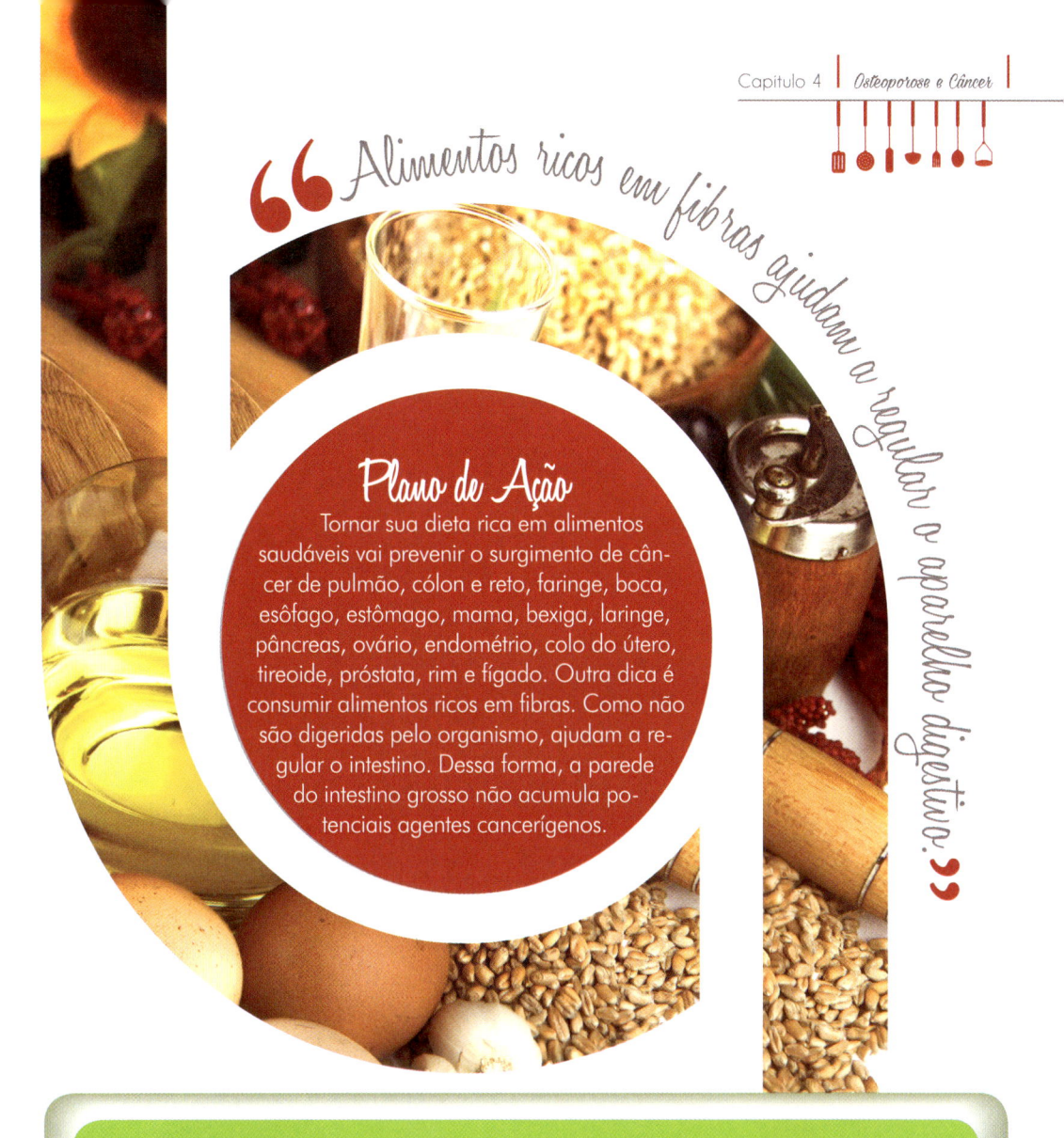

> "Alimentos ricos em fibras ajudam a regular o aparelho digestivo."

Plano de Ação

Tornar sua dieta rica em alimentos saudáveis vai prevenir o surgimento de câncer de pulmão, cólon e reto, faringe, boca, esôfago, estômago, mama, bexiga, laringe, pâncreas, ovário, endométrio, colo do útero, tireoide, próstata, rim e fígado. Outra dica é consumir alimentos ricos em fibras. Como não são digeridas pelo organismo, ajudam a regular o intestino. Dessa forma, a parede do intestino grosso não acumula potenciais agentes cancerígenos.

Hábito Saudável #15
Proteja seu organismo

Cereais, legumes e frutas contêm uma série de nutrientes, vitaminas e minerais que são essenciais para auxiliar nosso organismo a se defender de carcinógenos antes que eles causem danos às células. Esses alimentos e seus compostos nutracêuticos bloqueiam ou revertem os estágios iniciais do processo de carcinogênese e, por isso, devem ser consumidos frequentemente.

▶ Tabela de IMC

Resultado	Situação
Menos de 17	Muito abaixo do peso
17 a 18,49	Abaixo do peso
18,5 a 24,99	Peso normal
25 a 29,99	Acima do peso
30 a 34,99	Obesidade 1
35 a 39,99	Obesidade 2 (alta)
Acima de 40	Obesidade 3 (mórbida)

Lembre-se que complementos e vitaminas artificiais não são substitutos de uma boa alimentação. Um comprimido nunca será capaz de lhe proporcionar todos os benefícios do alimento natural.

Vale frisar que a alimentação saudável só tem eficácia como fator de proteção contra o câncer. Assim, o hábito de se alimentar de forma adequada deve ser criado o quanto antes na vida de uma pessoa.

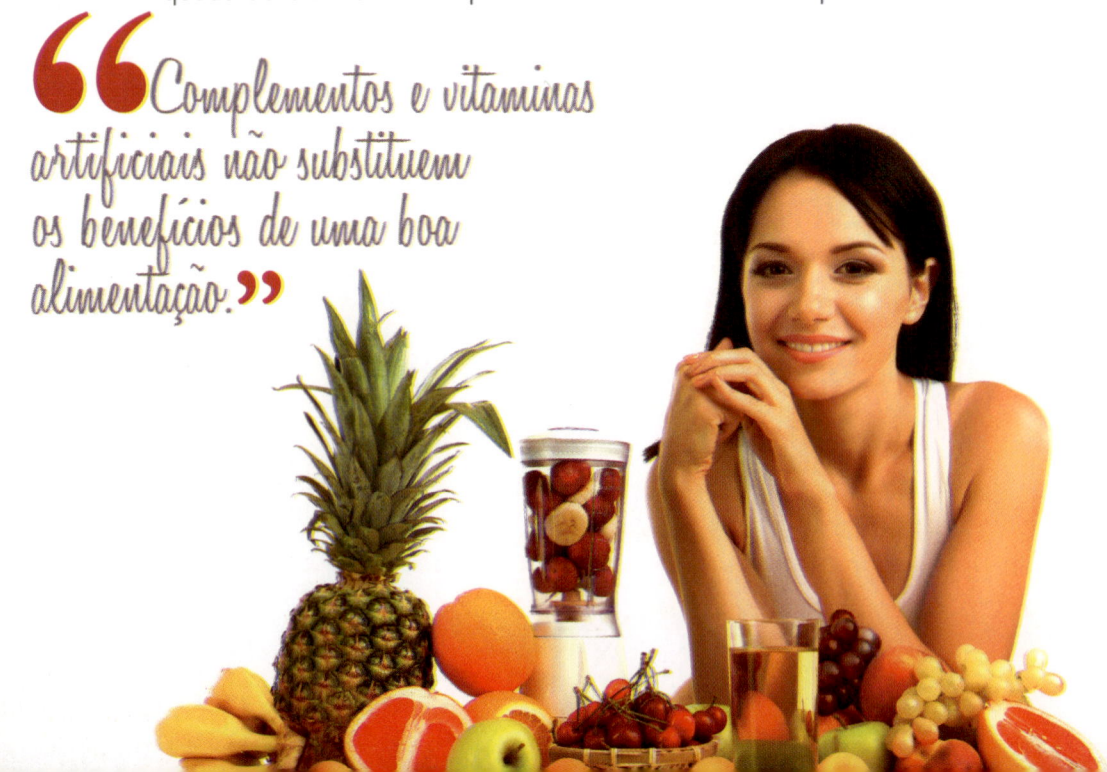

> *Complementos e vitaminas artificiais não substituem os benefícios de uma boa alimentação.*

Capítulo 5

Fadiga e Depressão

O depressivo em estado crítico não se sente motivado sequer para preparar alimentos. A ajuda médica é necessária em casos assim, para que sejam encontradas formas de tratamento.

Comida saudável e depressão

Sentir-se triste, com a energia lá embaixo, pode prejudicar não só o seu dia como a sua saúde. É muito comum, quando estamos tristes, perdermos o apetite. Se esse estado de humor permanece por muito tempo, a perda de peso começa a surgir. Há pessoas que se deixam levar pelos excessos para aplacar a tristeza, e aí a obesidade acaba chegando. Mesmo quem opta por medicamentos antidepressivos percebe alguma diferença para mais ou para menos no peso ao longo do tratamento. Para ambos os casos, uma dieta equilibrada pode ser de grande ajuda, pois certos alimentos contêm nutrientes que agem especificamente no humor. Estudos sobre depressão ainda não conseguiram estabelecer uma relação direta com alimentos que podem preveni-la. Entretanto, uma alimentação baseada em arroz e massas, com abundância de frutas, vegetais e proteínas, vai oferecer todos os nutrientes necessários para uma vida com qualidade.

É claro que um indivíduo em estado depressivo elevado sente-se incapaz de fazer compras ou mesmo preparar alimentos. Para casos assim, a ajuda médica é o mais recomendado para que médico e paciente possam discutir formas de tratamento e apoio.

Dicas para uma dieta equilibrada

▶ Alimente-se regularmente

Seis refeições diariamente. Não negligencie as três principais refeições (café da manhã, almoço e jantar) e entre elas faça pequenos lanches saudáveis. Eles vão manter seu metabolismo funcionando regularmente, permitindo a queima de gordura e diminuindo o peso.

▶ Cereais, frutas, legumes e nozes

Alimentos como esses são ricos em vitaminas e minerais. Tente colocar em sua dieta pelo menos 2 porções de frutas e 4 porções de legumes todos os dias.

▶ Proteína sempre

Alimentos ricos em proteínas são essenciais para que o organismo possa se reparar e funcionar adequadamente. Você pode optar por ovos, leite, peixe, lentilhas, feijão e carne.

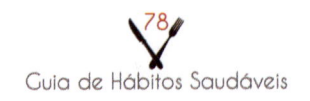

Capítulo 5 | Fadiga e Depressão

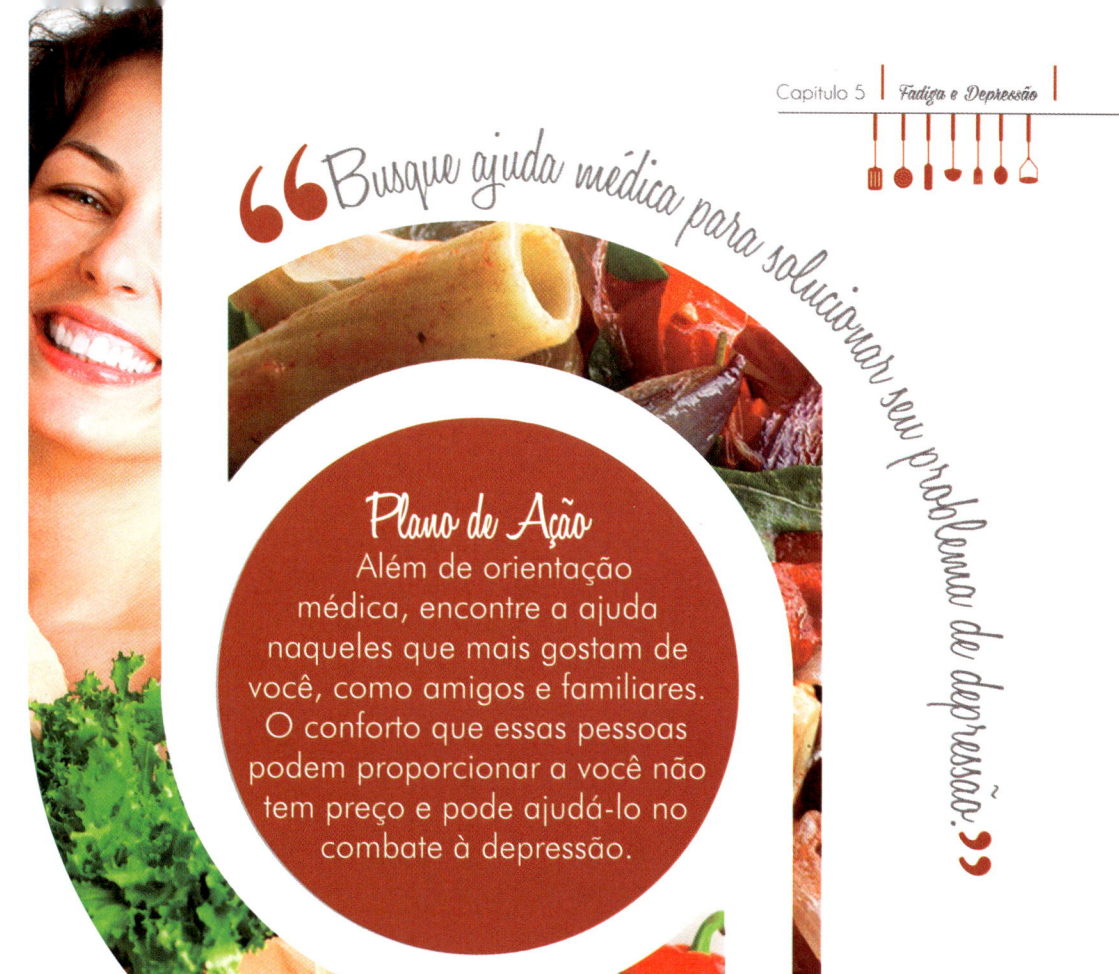

> *"Busque ajuda médica para solucionar seu problema de depressão."*

Plano de Ação

Além de orientação médica, encontre a ajuda naqueles que mais gostam de você, como amigos e familiares. O conforto que essas pessoas podem proporcionar a você não tem preço e pode ajudá-lo no combate à depressão.

Hábito Saudável # 16
Cuide do seu humor

Além de se alimentar apropriadamente, existe uma série de tratamentos para a depressão. Se você estiver se sentindo triste mais do que o "normal" por pelo menos duas semanas, busque ajuda médica e descubra as opções disponíveis para solucionar esse problema. A saúde da mente é tão importante quanto a saúde do corpo.

▶ Beba água

É recomendado beber pelo menos dois litros de água por dia. Manter seu corpo hidratado é importante, pois mesmo uma desidratação leve pode ter consequências no humor. Alguns sintomas da desidratação incluem dor de cabeça e cansaço. Além disso, a água é importante para limpar o corpo de toxinas nocivas.

▶ Não beba álcool

Em determinados estados emocionais, a melhor coisa a fazer é não se aproximar de bebidas alcoólicas, pois os efeitos serão desastrosos. A recomendação é ainda mais importante para pessoas que fazem uso de medicamentos antidepressivos.

Alimentos que animam

Infelizmente não existe uma receita para a felicidade. Ser feliz é uma questão muito particular e cada pessoa deve encontrá-la à sua maneira. Mas existe um ditado que diz que a felicidade está na simplicidade, e não há nada mais simples do que se alimentar. Por que não aproveitar essa necessidade para adquirir energia e bom humor? Já se sabe que alguns alimentos possuem nutrientes que são capazes de agir nos mecanismos do prazer no cérebro.

Nas últimas duas décadas, a depressão vem sendo estudada de forma séria e profunda. Muitos médicos e cientistas estão tentando desvendar todos os mecanismos que podem levar alguém a um estado depressivo. Entre todos os estudos está a relação dos nutrientes dos alimentos com as emoções, além da eficácia contra a doença, que atinge cerca 20% da população mundial. Apesar de ainda não serem conclusivos, os resultados atingidos até agora se mostram promissores.

O cérebro usa diversos nutrientes para fabricar neurotransmissores, substâncias que fazem a comunicação das células nervosas e responsáveis por sensações como prazer e apetite. Até agora algumas pesquisas concluíram que o ômega 3 tem papel importante, pois exerce influência química no cérebro em áreas relacionadas ao humor. Uma pesquisa nessa área, realizada na Universidade de Chang Gung, em Taiwan, observou que o ômega 3 pode começar a ser usado em medicamentos antidepressivos, pois essa substância facilita a fabricação da serotonina, um dos mais importantes neurotransmissores relacionados ao bom humor e à saciedade.

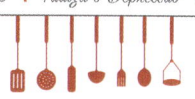

Além do ômega 3, existem outros nutrientes muito úteis para levantar o ânimo. Um deles é o triptofano, que também contribui positivamente para a produção de serotonina.

Veja a seguir alguns alimentos que podem ser aliados para levantar o astral:

▸ Frutas vermelhas

Cereja, morango, acerola, melancia ou mirtilo. Todas essas frutas são ricas em antocianina, um poderoso antioxidante defensor do organismo contra os radicais livres, além de ajudarem a modular o humor. Possuem também vitamina B6, que atua no metabolismo como reguladora do ânimo.

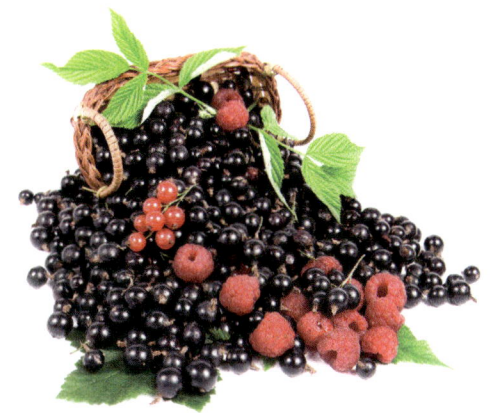

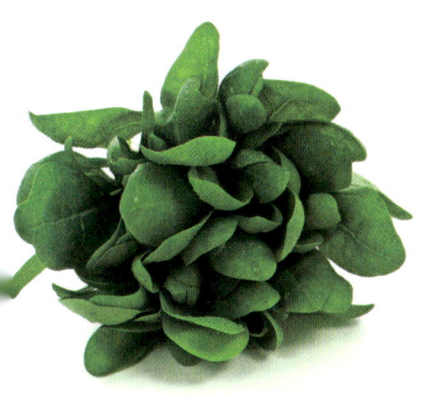

▸ Espinafre

Rico em nutrientes como folato, betacaroteno, vitaminas A e C, magnésio, potássio, cálcio e ferro, o espinafre é eficaz para o bom funcionamento do cérebro e atua como regulador de humor.

▸ Chá-verde

Possui diversos antioxidantes que ajudam a diminuir o estresse e os radicais livres, protegendo o cérebro. Mas lembre-se de não abusar do chá-verde, pois ele contém cafeína, estimulante que pode aumentar a ansiedade.

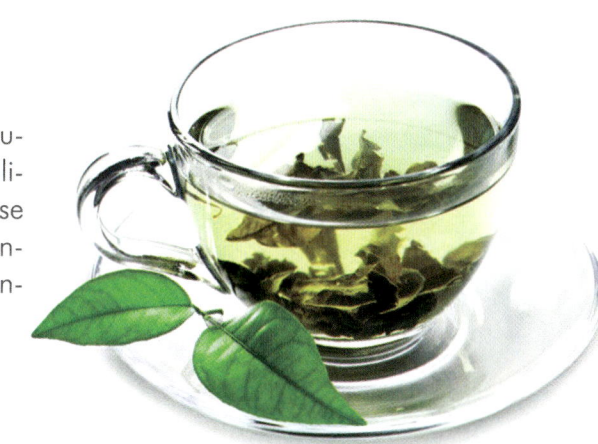

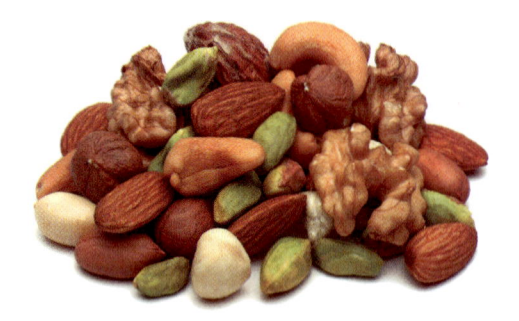

▶ Cereais integrais

Eles possuem substâncias que fornecem energia ao organismo. O milho, por exemplo, possui nutrientes que atuam no sistema nervoso, diminuindo os sintomas da depressão.

▶ Alface

Contém lactucina, que tem efeito tranquilizante e auxilia na qualidade do sono.

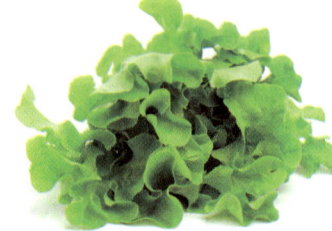

▶ Chocolate

Ajuda na produção de serotonina, oferecendo bem-estar.

▶ Folhas verde-escuras

Possuem vitaminas e minerais que atuam como antidepressivos naturais.

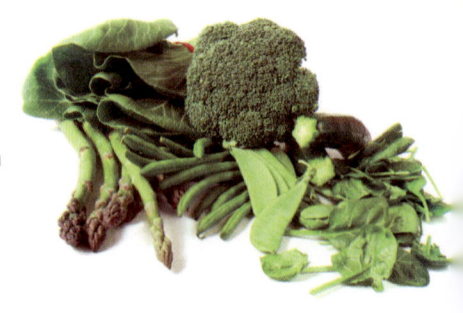

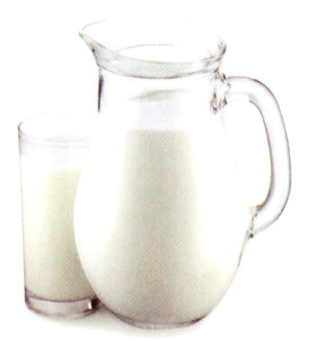

▶ Leite

Possui efeito tranquilizante graças ao triptofano. Além disso, relaxa os músculos e ajuda na produção de serotonina.

▶ Melão, manga e frutas secas

Ricos em potássio, são capazes de regular a atividade neurológica.

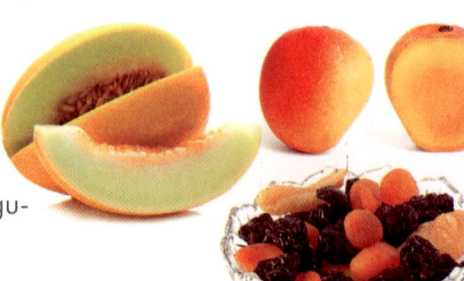

Capítulo 5 | Fadiga e Depressão

▶ Banana e abacate

A banana é rica em carboidratos, potássio, magnésio e vitamina B6. Ela ajuda a diminuir a ansiedade e permite um sono tranquilo. O abacate é outra boa opção. Para aproveitar suas qualidades, consuma duas colheres de chá de uma das frutas antes de deitar.

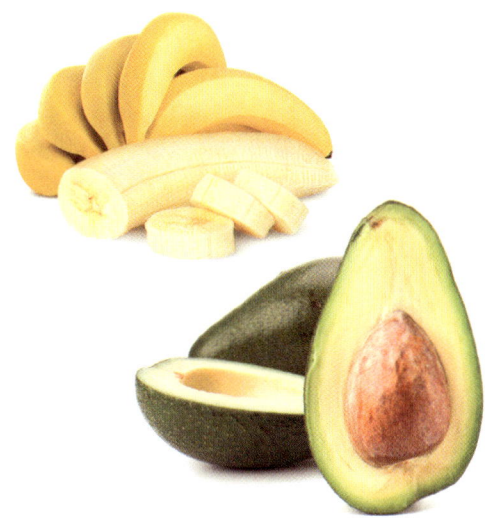

▶ Mel

Tem ação calmante e induz uma sensação de bem-estar, melhorando a função da serotonina no cérebro.

▶ Peixes

Além da presença do ômega 3, possuem minerais que reduzem o cansaço e estimulam a atividade cerebral.

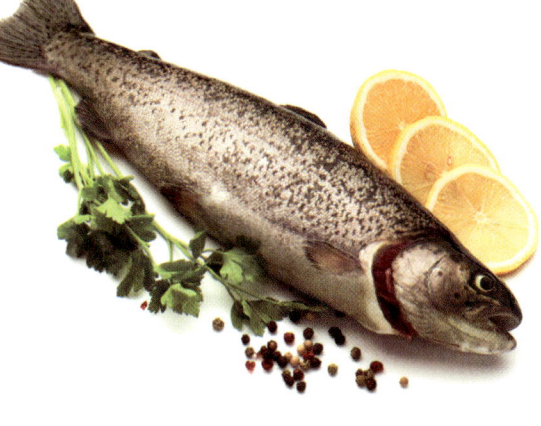

▶ Pimenta

Graças à capsaicina, o cérebro produz endorfina, causando euforia e diminuindo os efeitos da depressão.

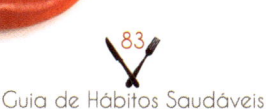

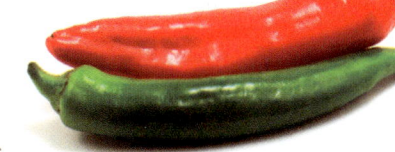

| Comer Bem

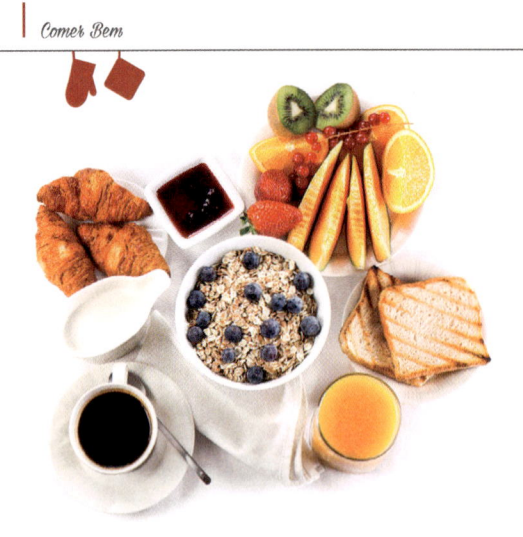

Lembre-se que não deve haver exagero, tanto na quantidade de comida quanto nos minerais recomendados. Ingerir quantidades exageradas de triptofano, por exemplo, pode ser prejudicial, pois ele pode deixar o organismo "cansado" após liberar grandes quantidades de serotonina. Cuidado também com os açúcares, pois podem elevar a taxa de glicemia e causar picos de insulina, desestabilizando o equilíbrio nervoso.

> Os açúcares podem elevar a taxa de glicemia e causar picos de insulina.

Plano de Ação
Durante esse momento é aconselhável ingerir laticínios e outros alimentos ricos em triptofano. Um pouco de leite com cereais também é uma boa dica. Prefira os integrais, que possuem maior concentração de vitamina B6.

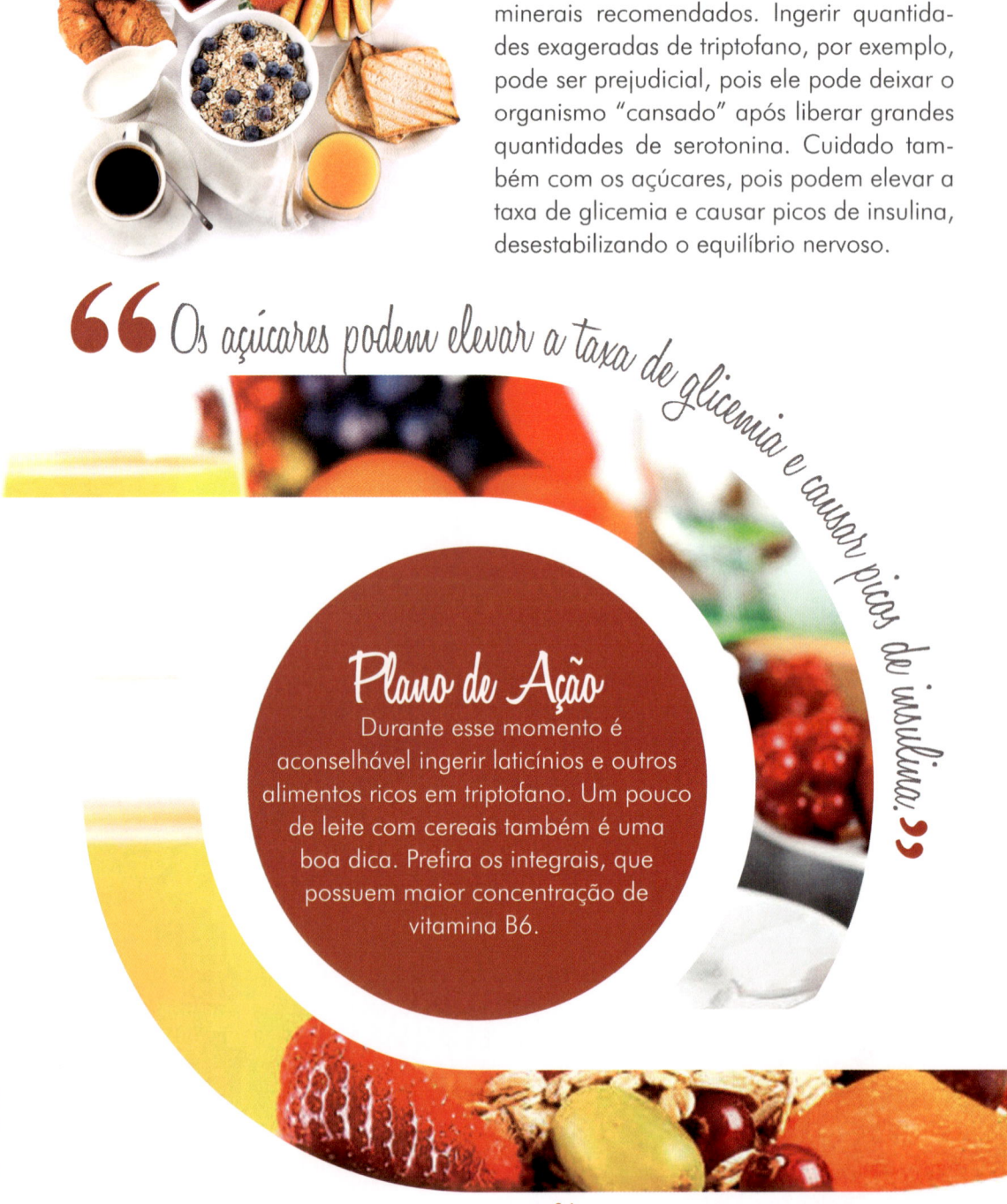

Capítulo 5 | Fadiga e Depressão

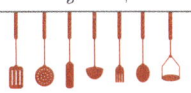

Cardápio animado

Uma sugestão de cardápio com alimentos que possuem todas as qualidades necessárias para fazer seu dia ficar mais saboroso e alegre!

▶ Café da manhã
- 1 copo de suco de laranja
- ½ mamão papaia com 1 colher de sopa de aveia
- 1 fatia de pão integral
- 1 fatia de queijo branco

▶ Lanche da manhã
- 3 castanhas-do-pará

▶ Almoço
- Salada de folhas verdes com tomate
- 3 colheres de sopa de arroz integral
- 2 colheres de sopa de feijão
- 2 colheres de sopa de espinafre
- 1 porção de frutas

▶ Lanche da tarde
- 1 maçã com aveia

▶ Jantar
- Salada de folhas verdes com cenoura e beterraba raladas
- 3 colheres de sopa de arroz integral
- 1 posta de salmão com amêndoas
- 1 fatia de melão

▶ Ceia
- Chá de erva-doce
- 3 biscoitos integrais

Hábito Saudável # 17
Tome um bom café da manhã

O café da manhã, além de ser a refeição mais importante do dia, é também ótimo para o humor. É nesse horário que o organismo absorve melhor os doces, já que nesse período os hormônios estão a todo vapor.

"Para se manter bem alimentado, a recomendação são seis refeições diárias, bem distribuídas durante o dia."

Guia de Hábitos Saudáveis

O poder do triptofano

O triptofano é um aminoácido que, junto da vitamina B3, a niacina e o magnésio, formam uma equipe fundamental para produzir serotonina no cérebro. Por ser um aminoácido essencial, nosso corpo não é capaz de produzi-lo, por isso devemos ingeri-lo por meio da alimentação.

A ação do triptofano no nosso corpo pode seguir dois caminhos: ficar na corrente sanguínea ou ir para o sistema nervoso central, onde acontecerá a conversão em serotonina. Além disso, o triptofano contribui para o crescimento e síntese proteica e é um dos aminoácidos que estimula a secreção de insulina e hormônio do crescimento.

Benefícios do triptofano

▸ Auxilia no tratamento da depressão

Muitas pesquisas vêm apontando para a importância do triptofano na formação de serotonina e, consequentemente, no auxílio ao combate à depressão. Estudos da depressão concluíram que a serotonina é um neurotransmissor vital para domar a doença. Dezenas de drogas usadas para combatê-la têm o objetivo de elevar a serotonina nas sinapses, onde as células nervosas se comunicam. A busca pelo equilíbrio de serotonina no cérebro por meio do consumo de triptofano é inovadora e vem ganhando cada vez mais atenção da comunidade médica, especialmente com recentes descobertas de que pacientes com quadro depressivo intenso possuem baixos níveis de triptofano.

▸ Combate e previne o estresse

O triptofano ajuda a reduzir o hormônio cortisol, uma substância que tem relação com o estresse e causa algumas reações indesejadas no organismo. Já foi detectado que pessoas com transtorno de ansiedade ou que sofrem de estresse pós-traumático possuem uma redução considerável de triptofano, agravando os sintomas.

▸ Ajuda no sono

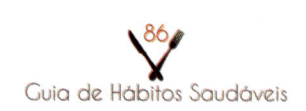

Para ter qualidade no sono, é preciso que o organismo produza o neurotransmissor serotonina e o hormônio melatonina. Ambos são produzidos graças ao consumo de produtos que contêm triptofano. Estudos já comprovaram que pessoas com má qualidade no sono são propensas a comer mais alimentos gordurosos e açucarados. Também costumam comer menos legumes e vegetais, além de se alimentarem de forma desorganizada. Isso quer dizer que, quanto mais balanceada e com alimentos com triptofano puder ser a alimentação, melhor o indivíduo dormirá.

▸ Diminui a hiperatividade

Um estudo realizado na Suécia detectou que crianças hiperativas e com déficit de atenção possuem até 50% menos triptofano no organismo do que crianças normais. Isso se dá pelo fato de o nutriente ser precursor da serotonina, que acalma e diminui a hiperatividade.

▸ Benéfico para o humor

Além de colaborar para o bom humor, ele reduz a agressividade. Conforme os níveis de triptofano caem, cai junto a taxa de produção de serotonina. Isso leva a episódios de agressividade e impulsividade.

Deficiência

Caso haja uma deficiência grave de triptofano no organismo, o indivíduo estará mais propenso à insônia, depressão, ansiedade, impulsividade, irritabilidade e dificuldade de concentração. Se na infância houver carência dessa substância, o crescimento do corpo pode ser afetado.

Fontes

Seguem-se alguns exemplos e as quantidades de alimentos ricos em triptofano:

Alimentos	Quantidade de triptofano em 100 g
Queijo	7 mg
Amendoim	5,5 mg
Castanha de caju	4,9 mg
Carne de frango	4,9 mg
Ovo	3,8 mg

Ervilha	3,7 mg
Pescada	3,6 mg
Amêndoa	3,5 mg
Abacate	1,1 mg
Couve-flor	0,9 mg
Batata	0,6 mg
Banana	0,3 mg

Outros alimentos ricos em triptofano: leguminosas (feijão, lentilha, soja), semente de abóbora, levedo de cerveja, mel, linhaça, aveia, arroz integral, chocolate amargo e queijo tofu.

Quantidade recomendada

É recomendado que se consuma de 1 a 6 gramas de triptofano diariamente como suplemento para ajudar na depressão. Já o consumo de até 15 gramas pode melhorar a qualidade do sono.

Suplementos

As vantagens do triptofano podem ser encontradas em forma de suplemento alimentar, porém recomenda-se que ele seja consumido a partir dos alimentos, pois eles fornecem outros benefícios. Caso decida usá-lo nesse formato, busque orientação médica. Seu uso não é indicado para gestantes, lactantes, pacientes com doenças cardiovasculares e tumores carcinoides.

Excesso

Exceder os limites de consumo do triptofano só acontece com a suplementação. De qualquer forma, não existem relatos de reações adversas, mesmo com o consumo prolongado. O que pode acontecer é que grandes quantidades dessa substância combinadas com alguns tipos de medicamentos pode causar uma síndrome chamada serotoninérgica. Ela acontece quando existe um aumento repentino de serotonina, causando irritabilidade e ansiedade.

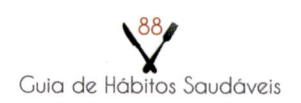

Como ter mais energia

Consumir doces é uma forma de conseguir energia para o corpo, mas na verdade ir por esse caminho é como cair em uma armadilha. Açúcares são carboidratos "vazios", ou seja, são consumidos rapidamente pelo organismo, não possuem valor nutricional e engordam.

Existe uma série de alternativas pelas quais você pode substituir os doces e ainda conseguir energia para ter um dia saudável e produtivo. Veja algumas dicas:

▸ Comece o dia com um café da manhã de qualidade

O dia não começa de verdade sem um bom café da manhã. Procure fazer desse momento algo especial, isso fará bem para sua alma. Agora, para beneficiar também o corpo, faça uma refeição com pão ou torrada integral, frutas, mel e cereais. Essas fontes de carboidratos lhe darão uma boa dose de energia. Consuma também proteínas como ovos ou leite desnatado e queijos magros. Outra boa dica em relação ao café da manhã é que essa refeição é ideal para quem deseja perder peso. Nela você pode consumir calorias que serão queimadas pelo corpo ao longo do dia, diminuindo a vontade de consumir mais calorias. Além disso, se ele for bem reforçado, você terá menos fome na hora do almoço.

▸ Castanha-do-brasil

Tradicionalmente conhecida como castanha-do-pará, ajuda a manter os níveis de glicose normais, tem propriedades anti-inflamatórias e é rica em selênio, um mineral que colabora para o bom funcionamento da tireoide, glândula que controla o metabolismo. Perfeita para um lanche, é recomendado o consumo de duas a três castanhas por dia para aproveitar todos os seus benefícios.

▸ Espinafre e beterraba

Ambos são ricos em nitrato, que ajuda a circulação de oxigênio no sangue e oferece resistência celular. Isso faz com que as células armazenem e distribuam melhor a energia. Esses alimentos são especialmente recomendados para praticantes de atividade física intensa.

▶ Maqui Berry

Assim como aconteceu com o Goji Berry, agora é a vez dos holofotes se voltarem ao Maqui Berry. Fruta originária da Patagônia Chilena, é rica em antocianinas e polifenóis, e é ainda a fruta com maior concentração de antioxidantes de que se tem notícia. Isso combate o estresse oxidativo do corpo, prevenindo o envelhecimento celular e ainda reforçando a perda de peso, já que ela acelera o metabolismo e garante energia.

▶ Chocolate

Sim, pode consumir o chocolate, mas só se ele tiver no mínimo 70% de cacau em sua composição. Apenas 30 gramas de chocolate lhe fornecem energia, além de ser rico em magnésio, que ajuda a saciar a vontade por outros doces.

Nada como um pedacinho de chocolate para ficar mais feliz e disposto!

▶ Probióticos

Essas bactérias benéficas são geralmente encontradas em iogurtes e são muito importantes para manter a flora intestinal saudável, além de ajudarem na imunidade.

Muito recomendados para pessoas com problemas intestinais, os probióticos são capazes de fazer o intestino funcionar melhor, diminuindo a sensação de inchaço e auxiliando no processo de emagrecimento.

▶ Açaí

Quando se fala em açaí, logo vem à mente a imagem de uma boa tigela repleta da fruta, com banana, granola e mel, certo? Bem, a imagem pode ser essa, mas saiba que é a pior forma de consumir o açaí. O correto é consumir a polpa da fruta sem nenhuma adição calórica. Dessa forma você poderá aproveitar melhor suas qualidades. Entre elas destaca-se a antocianina, substância antioxidante. Além disso, a fruta contém ômega 3 e ômega 6.

▶ Kiwi, laranja, acerola, limão e morango

Essas frutas, além de serem saborosas, possuem muita vitamina C e são ricas em antioxidantes. Um suco com alguma dessas frutas vai lhe proporcionar saúde e disposição.

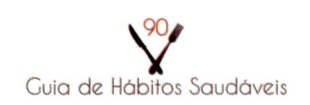

Capítulo 6

Faça Você Mesmo

Procure preparar suas próprias refeições, não apenas os lanches, mas também o café da manhã, o almoço e o jantar, usando o máximo possível de produtos naturais.

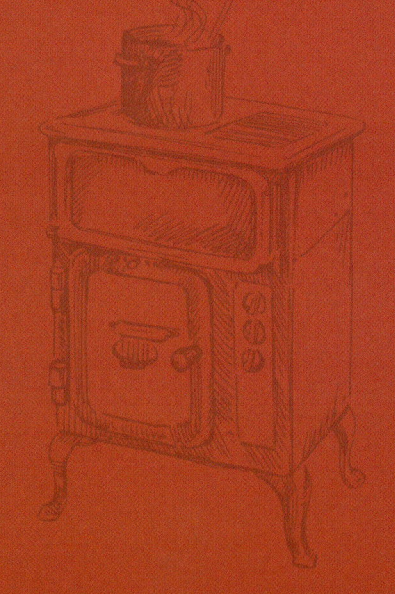

Alimento processado e ultraprocessado

A última edição do Guia Alimentar para a População Brasileira (GAPB), produzido pelo Ministério da Saúde e publicado em 2014, atualizou uma série de diretrizes em relação à alimentação no nosso país. Elogiado por médicos, nutricionistas e pesquisadores de todo o mundo, o guia mostra de forma prática que, para nos alimentarmos com qualidade, é necessário usar cada vez mais produtos naturais. Isso significa que para aproveitarmos todos os benefícios da comida, devemos nos valer da abundância de recursos que a nossa terra nos oferece. Todo tipo de alimento produzido pela indústria é processado. Mas você já ouviu falar de alimentos ultraprocessados? Existem algumas diferenças básicas entre eles, mas, antes de falarmos mais sobre isso, é preciso dizer que, segundo o GAPB, existem quatro categorias de alimentos:

- In natura
- Minimamente processados
- Processados
- Ultraprocessados

Ainda de acordo com o Guia Alimentar:

▶ Alimentos in natura

São aqueles que são obtidos de plantas ou animais (como folhas, frutos, ovos e leite) e adquiridos para consumo sem que tenham passado por qualquer processo de alteração após deixarem a natureza. Produtos dessa categoria são os que devemos consumir com frequência.

▶ Alimentos minimamente processados

São aqueles da categoria in natura que, antes de serem colocados para consumo, passaram por um processo mínimo de alteração. Podemos citar exemplos como grãos descascados, polidos e empacotados ou moídos para servirem como farinha, os vegetais lavados e empacotados, derivados de leite congelados ou pasteurizados. Ainda são considerados minimamente processados produtos retirados da natureza ou in natura que servem para tempero e preparo culinário, como óleo, gordura, amido, manteiga, sal, açúcar etc. Também nessa categoria se incluem produtos que devemos consumir sempre.

▶ Alimentos processados

São aqueles fabricados utilizando a adição de sal e/ou açúcar em alimentos in natura ou minimamente processados, como legumes em conserva (ervilha, pepino, cenoura etc.), compotas de frutas, frutas cristalizadas, peixes preservados em sal, pães feitos de farinha de trigo etc.

Essa qualidade de alimentos deve ser consumida com moderação.

▶ Alimentos ultraprocessados

São aqueles que envolvem a fabricação industrial. Sua feitura se dá por meio de uma série de ingredientes e técnicas de processamento. Em geral, não se encontra nenhum alimento natural como parte dos ingredientes. As substâncias usadas têm como função principal fazer com que o produto dure mais, além de oferecer propriedades sensoriais, como cor, aroma, textura e sabor. Alimentos ultraprocessados são: carne embutida, sorvete, chocolate, cereais açucarados, pizza, refrigerante, salgadinhos, macarrão instantâneo etc. Recomenda-se que produtos dessa categoria sejam consumidos o mínimo possível dentro de uma dieta equilibrada e saudável.

Comida "sem alma"

Muitos nutricionistas recomendam que os alimentos processados sejam evitados sempre que possível. Os métodos usados na fabricação desses produtos alteram de forma desfavorável o valor nutricional dos alimentos dos quais derivam. Além disso, são desbalanceados por conterem uma dose a mais de sal, açúcar e/ou gordura, ou seja, é muito mais saudável saborear uma maçã do que uma compota de maçã.

Já os produtos ultraprocessados são um perigo a mais para a saúde. Como regra geral, o sabor de alimentos que passam por tantos processos industriais é artificial. É como se aquela comida não tivesse alma. Por exemplo, ao adquirir um preparado em pó para bolo de cenoura, você só vai sentir o sabor esperado graças a aditivos químicos e não à cenoura de verdade. É como se seu organismo fosse enganado pela sensação falsa de sabor. Além disso, nenhum nutriente ligado à cenoura estará presente, a não ser substâncias que imitam essa característica.

Algumas características dos ultraprocessados:

▶ São altamente calóricos e contêm energia "vazia".

Na fabricação, os nutrientes se perdem e só restam calorias que engordam. Um exemplo ótimo são os refrigerantes, que não agregam nenhum valor nutricional e só fazem acumular gordura e aumentar os níveis glicêmicos.

▶ São "hipersaborosos", ou seja, possuem sabor artificial e acentuado.

Usa-se essa técnica para enganar nossos sentidos e criar um padrão para o nosso organismo. Por exemplo, uma criança acostumada a tomar sorvete industrializado, quando experimentar uma versão caseira e mais saudável, provavelmente vai recusá-la, por não encontrar o sabor ao qual seu organismo já se acostumou.

▶ São fáceis de comprar.

Esses produtos estão disponíveis desde o mercadinho da esquina até o hipermercado. É muito fácil encontrá-los e mais fácil ainda consumir um produto que já está pronto. Para muitas pessoas é muito mais complicado cortar uma batata em rodelas e assá-las no forno do que simplesmente abrir o pacote de batatinhas chips.

▶ São repletos de excessos.

A maioria esmagadora de produtos industrializados tem em sua composição uma carga incrível de sal, açúcar, gordura, agentes químicos conservantes, saborizantes, estabilizantes, corantes... Por isso, se for inevitável adquirir um determinado produto ultraprocessado, leia o rótulo com atenção e escolha o que menos pode prejudicar sua saúde.

▶ Atrapalham a vida social.

Muitas vezes os ultraprocessados são feitos para que o indivíduo possa consumi-los sem a necessidade de preparação, a qualquer hora e em qualquer lugar. Dessa forma, todo o bom hábito da alimentação e a socialização gerada em volta dele são descartados. A pessoa pode comer um determinado produto sem um horário fixo, assistindo à televisão ou na frente do computador, ou seja, em situações de isolamento.

▶ Prejudicam o meio ambiente.

A escala de produção dos ultraprocessados é altamente danosa para a natureza. Isso fica claro quando se vê a nossa própria lata de lixo. Repare na quantidade de embalagens que é jogada fora todos os dias. A maioria delas não é biodegradável, o que acaba gerando todo um trabalho para a criação de novos espaços e de novas e caras tecnologias de gestão de resíduos. A demanda infindável por açúcar, óleos e outras matérias-primas comuns na fabricação de alimentos ultraprocessados estimula o uso constante de agrotóxicos e uso intenso de fertilizantes químicos e de água, em vez da diversificação da agricultura.

Quais comidas ultraprocessadas evitar?

- ▶ Biscoitos com ou sem recheio
- ▶ Sorvetes
- ▶ Balas e guloseimas em geral
- ▶ Cereais açucarados
- ▶ Bolos prontos e misturas
- ▶ Barras de cereal
- ▶ Sopas
- ▶ Macarrão instantâneo
- ▶ Molhos
- ▶ Salgadinhos
- ▶ Sucos de caixinha e em pó
- ▶ Refrigerantes
- ▶ Iogurtes e bebidas lácteas adoçadas e aromatizadas
- ▶ Bebidas energéticas
- ▶ Produtos congelados e prontos para consumo
- ▶ Pizza congelada
- ▶ Hambúrgueres
- ▶ Salsichas e outros embutidos
- ▶ Pães de forma, para hambúrguer ou cachorro-quente
- ▶ Pães doces que contenham gordura vegetal hidrogenada

Lembre-se, você não é proibido de consumir produtos ultraprocessados, apenas recomenda-se que, para manter uma dieta rica e equilibrada, se deve evitar essa categoria de produtos o máximo possível.

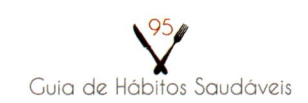

10 passos para uma alimentação saudável

01 ▶ Prepare seus alimentos com ingredientes in natura ou minimamente processados.

No Brasil, possuímos uma variedade imensa de vegetais, legumes e frutas que podem ser a base ideal de uma alimentação adequada. As opções são inúmeras.

02 ▶ Óleos, gorduras, sal e açúcar no mínimo.

Utilize esses ingredientes em quantidade mínima ao preparar seus alimentos para que possa extrair o melhor de cada um.

03 ▶ Cautela no consumo de produtos processados.

Deve-se ficar atento ao consumo de alimentos feitos com métodos que alteram a sua composição natural.

04 ▶ Evite os ultraprocessados.

Os ultraprocessados levam quantidades exorbitantes de substâncias que podem ser o gatilho para alergias, doenças do coração e obesidade. Faça substituições.

05 ▶ Adquira o hábito de comer bem.

Cultive o hábito de se alimentar em horários regulares, coma devagar e aproveite seu alimento, faça suas refeições em locais apropriados, e com companhia.

06 ▶ Altere o local onde faz compras.

Vá menos ao supermercado tradicional e passe a frequentar varejões, mercados municipais e feiras livres.

07 ▶ Desenvolva sua habilidade culinária.

Compartilhe seus conhecimentos sobre culinária principalmente com os mais jovens. Ensiná-los a preparar refeições saudáveis fará deles adultos mais conscientes e equilibrados.

08 ▶ Planeje o seu dia.

Se a falta de tempo é um problema, planeje melhor a sua rotina e reserve espaços do seu dia para se alimentar corretamente.

09 ▶ Atenção ao comer fora.

Evite fast-food e procure sempre opções de restaurantes que preparam a comida na hora. Restaurantes que servem comida natural já são bastante comuns.

10 ▶ Não se deixe levar pelas propagandas.

O que mais se vê são comerciais de alimentos que não têm qualquer valor nutricional. Informe-se se aquele produto é realmente o que estão tentando lhe vender.

Copyright © 2016
by Ediouro Publicações Ltda.

Todas as marcas contidas nesta publicação bem como os direitos autorais incidentes são reservados e protegidos pelas Leis n.º 9.279/96 e n.º 9.610/98. É proibida a reprodução total ou parcial, por quaisquer meios, sem autorização prévia, por escrito, da editora.

DIRETORIA: Jorge Carneiro e Rogério Ventura; **Diretor Editorial:** Henrique Ramos; **Redação: Editor-chefe:** Daniel Stycer; **Editores:** Eliano Rinaldi e Renata Meirelles; **Equipe Editorial:** Adriana Cruz, Sandra Ribeiro, Débora Justiniano, Hugo Wyler Filho, Juliana Borges, Lívia Barbosa, Verônica Bareicha, Daniela Mesquita, Dalva Corrêa, Maria Flavia dos Reis e Jefferson Peres; **ARTE:** Télio Navega, Raquel Soares, Franconero Eleutério, Julio Lapenne, Jefferson Gomes, Fabiano Reis, Nathalia Guaraná, Talitha Magalhães e Raphael Bellem; **Edição e Tratamento de Imagem:** Luciano Urbano e Reinaldo Pires; **Diagramação:** Maria Clara Rodrigues e Evandro Matoso; **Produção Gráfica:** Jorge Silva; **Tecnologia da Informação:** Márcio Marques; **Marketing:** Everson Chaves (coordenação); Cássia Nascimento, Patrícia Reis, Luiza Martins e Jully Anne Costa; **Controle:** William Cardoso e Clayton Moura; **Circulação:** Luciana Pereira, Sara Martins, Wagner Cabral e Alexander Lima; **EDIOURO PUBLICAÇÕES DE PASSATEMPOS e MULTIMÍDIA LTDA.** Rua Nova Jerusalém, 345, CEP 21042-235 — Rio de Janeiro, RJ. Tel.: (0XX21) 3882-8200, Fax: (0XX21) 2290-7185; **Distribuição:** Dinap Ltda. – Distribuidora Nacional de Publicações, Rua Dr. Kenkiti Shimomoto, nº 1678, CEP 06045-390 – Osasco – SP. Tel.: PABX (0XX11) 3789-3000.

Atendimento ao leitor:
0300-3131345 (custo de uma ligação local),
(0XX21) 3882-8300 (ligação local, RJ)

www.coquetel.com.br

PROJETO E REALIZAÇÃO
CRIATIVO
MERCADO EDITORIAL

PUBLISHER
Carlos Rodrigues
DIRETORA FINANCEIRA
Esilene Lopes de Lima
AUTOR
Alexandre de Moura Cavalcanti
DIREÇÃO DE ARTE
Marcelo Almeida
EDITOR
René Ferri

SOBRE O AUTOR

ALEXANDRE DE MOURA CAVALCANTI
Jornalista, redator e produtor de revistas e livros. Desde o ano 2001 já participou da elaboração de mais de 100 títulos incluindo assuntos como entretenimento, saúde, política, qualidade de vida e educação. Além disso, colaborou para o desenvolvimento de eventos e publicações independentes.

TODAS AS INFORMAÇÕES CONTIDAS NESSA PUBLICAÇÃO TEM APENAS CARÁTER INFORMATIVO. ELES NÃO TÊM O OBJETIVO DE PROPORCIONAR ORIENTAÇÃO MÉDICA. NEM OS EDITORES, NEM O AUTOR E NEM A EDITORA SE RESPONSABILIZAM POR QUAISQUER CONSEQUÊNCIAS POSSÍVEIS ORIUNDAS DE QUALQUER TRATAMENTO, PROCEDIMENTO, EXERCÍCIO, MODIFICAÇÃO ALIMENTAR, AÇÃO OU APLICAÇÃO DE MEDICAÇÃO RESULTANTE DA LEITURA OU APLICAÇÃO DAS INFORMAÇÕES AQUI CONTIDAS. A PUBLICAÇÃO DESSAS INFORMAÇÕES NÃO CONSTITUI PRÁTICA DE MEDICINA, E ELAS NÃO SUBSTITUEM A ORIENTAÇÃO DE SEU MÉDICO OU DE OUTROS PROFISSIONAIS DA ÁREA MÉDICA. ANTES DE SE SUBMETER A QUALQUER TRATAMENTO, É EXPRESSAMENTE RECOMENDADO QUE O PACIENTE DEVA PROCURAR ATENDIMENTO MÉDICO OU DE OUTRO PROFISSIONAL DA ÁREA DA SAÚDE.